Introduction to Public Health in China

中国公共卫生概述

主编
李立明　姜庆五

编委会（以姓氏笔画为序）

王　波（北京协和医学院）

吕　筠（北京大学公共卫生学院）

刘　辉（北京协和医学院）

江　宇（北京协和医学院公共卫生学院）

严　非（复旦大学公共卫生学院）

李立明（北京大学公共卫生学院）

李晓松（四川大学华西公共卫生学院）

段广才（郑州大学公共卫生学院）

姜庆五（复旦大学公共卫生学院）

唐金陵（香港中文大学公共卫生及基层医疗学院）

常　春（北京大学公共卫生学院）

雷海潮（北京市卫生计生委）

简伟研（北京大学公共卫生学院）

谭晓东（武汉大学公共卫生学院）

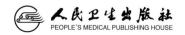

人民卫生出版社

PEOPLE'S MEDICAL PUBLISHING HOUSE

图书在版编目（CIP）数据

中国公共卫生概述 / 李立明，姜庆五主编 . —北京：人民卫生出版社，2017

ISBN 978-7-117-25525-7

Ⅰ. ①中… Ⅱ. ①李…②姜… Ⅲ. ①公共卫生－研究－中国 Ⅳ.①R1

中国版本图书馆 CIP 数据核字（2017）第 284428 号

| 人卫智网 | www.ipmph.com | 医学教育、学术、考试、健康，购书智慧智能综合服务平台 |
| 人卫官网 | www.pmph.com | 人卫官方资讯发布平台 |

中国公共卫生概述

主　　编：李立明　姜庆五
出版发行：人民卫生出版社（中继线 010-59780011）
地　　址：北京市朝阳区潘家园南里 19 号
邮　　编：100021
E - mail：pmph @ pmph.com
购书热线：010-59787592　010-59787584　010-65264830
印　　刷：三河市潮河印业有限公司
经　　销：新华书店
开　　本：710×1000　1/16　　印张：4
字　　数：70 千字
版　　次：2017 年 12 月第 1 版　2020 年 8 月第 1 版第 2 次印刷
标准书号：ISBN 978-7-117-25525-7/R・25526
定　　价：35.00 元

打击盗版举报电话：010-59787491　E-mail：WQ @ pmph.com
（凡属印装质量问题请与本社市场营销中心联系退换）

前言

公共卫生是预防和控制疾病、维护和促进健康、提高生活质量、延长健康寿命的科学与实践；是以群体为对象，通过有组织的社会活动达到其目的的科学与艺术。六十余年来，我国的公共卫生事业与中华人民共和国共同成长，当前居民健康水平总体已处于中高收入国家水平。这样的成就应该得到国际社会更多的认可和了解。

从新中国成立到改革开放，形成了以计划免疫、爱国卫生运动和初级卫生保健网为特色，以预防医学系与卫生防疫站为依托，以流行病学与五大卫生（食品卫生、劳动职业卫生、环境卫生、学校卫生和放射卫生）体系为主体，以疾病预防控制与卫生监督为基础，以生物医学模式为特征的卫生防疫体系，构建了低水平、广覆盖、低投入、高效益，政府主导、部门协作、全社会参与，极具中国特色的公共卫生事业的雏形。

2003 年 SARS 的流行成为政府、国民和全社会共同关注公共卫生的历史转折点。来自政府高度的重视，使得疾病预防控制体系建设得到大力加强，公共卫生教育事业得到迅速发展，卫生监测与应急能力得以长足提高。2009 年，新一轮医改提出"基本公共卫生服务逐步均等化"的目标，成为医改一大亮点，率先实现公共卫生服务的均等化成为人人享有基本医疗服务目标实现的关键环节。

六十余年来，中国的公共卫生在计划免疫、妇幼保健、疾病监测和公共卫生信息系统建设与应用、居民健康改善等方面取得了重大成就，也获得了宝贵的实践经验。新的时期，健康中国建设又成为我国公共卫生事业发展的一个历史新起点！

本书旨在向国际介绍中国公共卫生的范畴、特点，总结中国公共卫生的历史与发展、成就、贡献与主要经验，展示中国的卫生工作方针、卫生服务体系、公共卫生教育、公共卫生科学与技术，并结合中国公共卫生面临的机遇和挑战，展望中国公共卫生事业未来的发展。使国际社会更好地了解中国的公共卫生的历史与现状，以及所取得的成就与贡献。

衷心感谢全体编委对本书的贡献和支持。中国公共卫生六十余年的历史是一部波澜壮阔的画卷，对中国公共卫生历史和发展的总结和思考是一项具有开创性和复杂性的工作，难免存在不妥与疏漏，敬请读者给予批评指正。

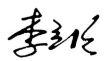

目录

第一章　概述··1

　　第一节　公共卫生的定义··1

　　第二节　公共卫生的内涵··2

第二章　中国公共卫生的历史与发展···9

　　第一节　公共卫生发展简史···9

　　第二节　中国公共卫生发展简史···12

第三章　中国公共卫生的现状···34

　　第一节　中国的卫生工作方针···34

　　第二节　 中国的卫生服务体系 ···35

　　第三节　中国的公共卫生教育···38

　　第四节　中国的公共卫生科学与技术·····································41

　　第五节　中国公共卫生实践的主要经验·································43

第四章　中国公共卫生面临的挑战···48

第五章　新中国公共卫生六十年的主要思考···························52

第六章　中国公共卫生事业的展望···54

主要参考文献···60

第一章

概　　述

第一节　公共卫生的定义

公共卫生的英文是 public health，中文翻译为公众健康或群体健康。在国外，公共卫生就是指公众健康，但是在我国，因受到前苏联以卫生（hygiene）为要的影响，习惯称之为公共卫生，这种说法一直沿用至今。中文的卫生包括英文 hygiene 和 sanitation 两个概念。在现代英语词典里，hygiene 的解释是为了预防疾病保持个人及其生活和工作环境清洁的实践行为；而 sanitation 的解释是为了保持环境清洁而使用的设备和系统，尤其是对人粪尿的清除。hygiene 更倾向于指个人卫生习惯，而 sanitation 主要指对垃圾和废物处理的工程系统。从现代专业意义上讲，hygiene 指人类为了保护健康而采取的一切卫生实践行为，而 sanitation 则是防止与废物危害接触的卫生学措施。

在中国，公共卫生有广义和狭义之分：狭义的公共卫生就是指疾病的预防控制，它的理论基础是生物学与行为学，以流行病学为支撑学科，主要研究传染病的三环节两因素，慢性病的危险因素，以及通过高危人群策略和全人群策略解决疾病及其防治问题；广义的公共卫生以促进人群的全面健康为目的，是人群健康的基石，理论基础主要是社会学和公共卫生学，通过多学科的共同支撑获取多方位的证据，主要关注卫生公平性、卫生政策和环境影响，通过制定公共政策，使得公众获得长期的、根本性的健康收益。由于中国尚处于社会主义初级阶段，城乡二元结构和东中西部经济社会发展的差距仍然存在，我国医改的目标是实现人人享有基本医疗卫生服务，而公共卫生政策作为一种公共政策，能够直接影响和覆盖到更多的人群，因此，率先实现公共卫生服务的均等化是人人享有基本医疗卫生服务目标实现的关键环节。

公共卫生的目标是为人类健康服务。健康是一种基本人权，也是社会可持续发展的要素之一。影响人类健康的因素包括行为和生活方式、环境、生物学及卫生服务等因素。20 世纪 20 年代初美国耶鲁大学 Winslow 教授认为"公共卫生是一门预防疾病、延长寿命、增进身心健康与效率的科学与艺术；是通过有组织的社会努力预防疾病、延长寿命、促进健康和效率的科学和实践。有组织的社会努力包括改善环境卫生状况、控制传染病、教育公众保持个人卫生、组织基本医疗和护理服务提供早期诊断和治疗、发展有效的社会机制以保证每个人拥有足以维持其健康的生活水准，使得每个居民享有其健康和长寿权利。"世界卫生组织（WHO）在 1952 年采纳了 Winslow 对公共卫生的定义。1988 年英国的艾奇逊·唐纳德爵士提出，公共卫生是通过有组织的社会共同努力来预防疾病、促进健康、延长寿命的科学与艺术。1995 年美国医学研究院（即现在的美国国家医学科学院）指出，公共卫生就是履行社会责任，以确保提供给人民维护健康的条件。这些条件包括生产、生活环境，生活行为方式和医疗卫生服务。这个定义由于包括了为数百万被其他医疗机构拒之门外的人群提供卫生保健服务，因而给美国的公共卫生机构赋予了重任。

中国政府在 2003 年的全国卫生工作会议上对公共卫生提出了自己的定义：即通过组织社会共同努力，改善环境卫生条件，预防控制传染病和其他疾病流行，培养良好卫生习惯和文明生活方式，提供医疗服务，以达到预防疾病及促进人民身体健康的目的。因此公共卫生以社会公正为价值基础，以内在的服务社会为特征，包括不断扩展的服务内容与服务目标，各级政府承担基本责任，以科学知识为基础，以预防为主要策略，各系统人员合作，为实现人群健康的共同目标而努力。

概括地讲，公共卫生的最终目标是促进人群健康，延长健康寿命，实现人人享有健康服务，其研究对象和工作目标是人群。公共卫生工作的实质是发展公共政策和实践健康促进，这需要强有力的政府领导和相关的法律法规保障；同时，公共卫生是一个社会问题而非单纯卫生技术问题，公共卫生的实施涉及到社会的方方面面，因此要求全社会动员和多部门参与；特别强调的是，公共卫生是社会回报周期较长的事业，要有一支具有奉献精神，受过良好教育和多学科背景的公共卫生队伍作为技术支撑和保障。

第二节 公共卫生的内涵

一、一般意义上的公共卫生内涵

公共卫生研究对象很广泛并随时代的发展不断增加，主要包括：

- 人群中疾病与健康状况分布，其影响因素及防制疾病的策略；

- 自然环境、生活环境与人群健康的关系，揭示环境因素对人群健康影响的发生发展规律，从而利用环境有益因素控制有害因素；
- 外源性因素对健康的损害作用，其生物学机制、安全性评价和危险性分析及相关管理措施和法律法规；
- 人体营养规律及改善措施，食品中可能存在的危害人体健康的因素及其作用机制，据此提出预防措施；
- 识别、评价、预测和控制不良劳动条件对职业人群健康的影响；
- 人类行为和生活方式与健康之间的相互联系及其规律，探索有效、可行、经济的干预策略、措施及评价方法；
- 社会因素与人类个体和群体的相互作用规律及相应保护健康的措施；
- 婴幼儿、儿童、青少年、妇女和老人的身心特点、规律与卫生需求，以及相应卫生措施；
- 社会医疗保障规律、保险活动及相关关系；
- 卫生服务过程中的经济活动和经济关系，即卫生生产力和生产关系；
- 卫生法律的特征、原则和相关关系，以及卫生法制定与实施；
- 卫生事业管理的理论、方法、政策、资源、组织、行政和绩效，及其系统关系；
- 卫生活动中数据的收集、分析、解释和表达的理论与方法；
- 卫生活动中信息管理的过程、规律和方法；
- 与健康相关的化学物质的质、量的检测方法和理论；
- 微生物与其环境相互作用的规律、对人类健康的影响，以及应对策略等。

公共卫生是一门涉及范围广泛的科学，其理论体系处于不断发展的过程中，主要包括：

- 关于疾病及其影响因素的分布、病因与因果推断的理论；
- 外源化学物毒性和毒效、剂量和剂量-反应、致突变致癌致畸、毒理基因组学、系统毒理学、管理毒理学理论、危险度分析；
- 人类与环境的相互关系、健康风险评价和环境质量评价理论；营养素功能及人体需要量、营养相关疾病、食品卫生问题及管理、食品安全性评价；
- 职业生理学、心理学和病理学理论；
- 健康相关行为及其改变理论；
- 生命质量评价，卫生事业、人群健康与社会经济相互影响协调发展理论；
- 卫生服务需求、供给、市场、资源筹集配置和成本核算，以及相关评价分析理论；

- 社会医疗保险基金测算、筹集、支付和管理理论；
- 卫生系统的目标、规划、组织、协调、控制和绩效评价理论；
- 卫生数据的科学收集、规范管理、统计描述、统计推断和利用理论；
- 健康相关化学物质的质、量及其变化规律理论；
- 微生物生长、繁衍、消亡，以及环境微生物和微生物生态对人类健康影响的理论等。

支撑公共卫生与预防医学学科体系的知识基础主要包括九大部分：①关于疾病及其影响因素分布和病因的流行病学知识；②关于环境有害因素与人类健康关系的环境卫生学知识；③关于外源性化学物毒性及其影响人类健康的机制的毒理学知识；④关于人类的营养需要及食品卫生问题对健康影响的营养与食品卫生学知识；⑤关于健康相关行为及其影响因素的健康行为学知识；⑥关于社会因素与健康和卫生服务的关系的社会医学知识；⑦关于卫生经济、卫生管理和卫生政策法规的知识；⑧关于卫生数据收集、管理，描述和推断的统计学知识；⑨关于化学物和病原微生物分析检测的卫生检验学知识。

公共卫生与预防医学所采用的不同方法包括：①在细胞、分子及更微观水平上采用建立于分子生物学、分子遗传学、蛋白组学、细胞生物学和化学物理学等基础上的研究方法；②将分子、细胞水平的方法与器官和生物个体水平整合的毒理学研究方法；③在人类个体、群体和社会水平上采用建立于生理学、心理学、人类学、社会学等和流行病学方法论基础上的研究方法；④在全球水平上采用建立于地理生态学、信息学等学科基础上的研究方法；⑤在各个研究水平均广泛采用卫生统计学方法。

中国的公共卫生包括以下学科组成：

1. 流行病与卫生统计学

流行病学是研究人群中疾病与健康的分布及其影响因素，并研究防制疾病及促进健康的策略和措施的科学；卫生统计学是运用概率论和数理统计的原理与方法，研究人群健康状况以及卫生服务领域中数据的收集、整理分析，并进行统计推断、结果报告的学科。流行病与卫生统计学不仅是公共卫生与预防医学中的理论与应用性学科，也是现代医学的基础与骨干学科。

2. 环境与职业卫生学

是研究自然环境、生产生活环境对健康影响的规律和预防其健康损害的学科。劳动卫生与环境卫生学的主要任务是识别、评价、预测和控制环境有害因素，研究人机工效及改善不合理的人机环境，研究健康损害的作用机制，寻找预防干预的靶点，制订预防对策，创造良好的生活、生产环境，以保护和促进人群健康并促进国民经济的可持续发展。

3. 营养与食品安全学

包括两门有密切联系的学科，即营养学和食品卫生学。营养学是研究食物中的营养素及其他生物活性物质对人体健康的生理作用和有益影响，而食品卫生学则是研究食物中可能存在的各种有害因素对人体健康危害及其预防措施的科学。营养学与食品卫生学工作是疾病控制与卫生监督工作的重要内容之一，对保证社会人群健康、增强体质、提高机体对疾病和外界有害因素的抵抗力、提高劳动效率、降低发病率和死亡率及延长寿命均有重大意义。

4. 人口健康科学

人口健康科学关注人群的发育与发展，如保护和促进妇女、儿童、青少年身心健康的科学。关注人口的生长发育、心理健康、矫治青少年危险行为、早期预防成年期疾病等学科重点；妇幼保健学以妇女常见病防治、婴幼儿保健、促进生命早期健康为主要研究领域。

5. 毒理学

是研究所有外源因素（如化学、物理和生物因素）对生物系统的损害作用、生物学机制、安全性评价/危险性分析的科学，其目的和任务就是研究各种外源化学物、生物毒素及物理因素对机体产生毒性或损害作用的条件和性质，阐明其剂量 - 效应（反应）关系及中毒机理，为制订卫生标准及防治措施提供理论依据。卫生毒理学是预防医学的基础学科，为其他学科提供方法和手段；同时它又具有自己独立的理论体系和研究方法，也是应用学科。

6. 社会医学

主要研究社会性的医学问题及医学的社会问题，并从管理角度提出解决问题的策略和办法。社会医学通过研究社会因素与个体及群体健康和疾病之间相互作用及其规律、研究社会卫生状况及其变动规律，制订和建设社会卫生策略和卫生服务制度，介入公益事业管理，提供及时、有效、适宜的卫生服务，改善社会卫生状况和公民健康水平，在有限的医疗卫生资源条件下创造出最大的健康效率和经济社会效益。

二、中国现代公共卫生的范畴

我国公共卫生工作的内容考虑到人生命过程中的五个阶段：胎儿及婴儿（0~1 岁）、幼儿及儿童（2~14 岁）、青少年（15~24 岁）、成人（25~59 岁）及老年人

（60岁及以上,发达国家65岁及以上）。针对不同年龄阶段人群的特点,采取以下四大类措施开展公共卫生工作:

1. 预防性卫生服务

包括:①计划生育;②妇幼卫生;③免疫接种;④老年卫生,如高血压、心、脑血管病及其他慢性病预防;⑤改进医疗卫生服务,如提倡全科医学服务、预防医源性疾病等。

2. 预防疾病(保护健康)

包括:①传染病和地方病的控制及监测;②环境中有害因素(空气、水、食物的污染及噪声)的控制;③职业安全与卫生;④意外伤害预防及急诊服务。

3. 健康教育(促进健康)

改变个人不良卫生行为,人人实行自我保健,达到:①控制吸烟;②控制酗酒;③杜绝吸毒和药物滥用;④合理营养;⑤体育锻炼和体力适应;⑥合理的生活规律;⑦减少精神紧张。

4. 卫生服务研究

包括:①卫生统计资料的收集和分析;②卫生机构管理研究;③医学教育改革和人员培训。

由于对公共卫生的定义不同,各国对公共卫生的主要功能也有不同的认识。美国认为,公共卫生的核心功能是评价(Assessment)、发展政策(Policy Development)和保证(Assurance),并于1995年提出10项基本的公共卫生服务。而英国认为现代公共卫生有十大功能,并以此指导英国的公共卫生实践。不管对公共卫生如何界定,公共卫生的功能应包括以下各方面:

1. 健康监测和分析

健康监测既包括疾病信息系统的建设(即疾病信息系统,收集相关疾病的发病或流行情况),也包括对居民健康需求的监测、生活行为以及其他健康危险因素的监测,识别健康问题和确立优先领域。同时,应利用监测到的数据进行分析预测,发挥信息的预警功能。

2. 对疾病暴发流行突发公共卫生事件的调查处理

这是公共卫生的一个传统功能,自19世纪以来,公共卫生就一直承担着这一功能。既包括对传染病的暴发流行进行调查并进行处理,也包括对食物中毒、生物恐怖和核污染等突发公共卫生事件的调查处理。

3. 建立并管理或实施疾病预防和健康促进项目

疾病预防和健康促进项目是公共卫生的主要功能之一,如计划免疫、妇幼保健、控烟等项目。在传统意义上,疾病预防和健康促进项目建立后一般都由公共卫生部门直接实施。随着公共服务产业理论的发展,公共卫生部门既可以直接提供这些项目,也可以通过第三方提供,而由公共卫生部门来承担管理职能。

4. 促进公共卫生服务的质量和效率

加强对疾病预防和健康促进等公共卫生项目的评价,包括自评价和外部评价,加强适宜技术研究,提高公共卫生服务的效率,确保所有居民能享受到适宜的和具有成本效益的服务,同时也促进卫生服务质量的改善。

5. 制定公共卫生法律,加强公共卫生执法

公共卫生功能除提供或管理实施相关公共卫生项目外,应将制定相关公共卫生法律为其重要功能之一。制定公共卫生法律或相关规章制度,明确政府和社会各方所承担的责任,为公共卫生服务的开展奠定基础。同时加强执法监督,确保公共卫生法律的实施。

6. 增强社区的公共卫生意识

公共卫生产生时的最初目标主要是控制传染病和改善环境卫生、提供安全水,而在此基础上逐步过渡到缩小各地区或人群间健康差距,这些目标的完成都有赖于社区的公共卫生意识,而公共卫生部门只是作为组织者和协调者。因此,动员社区参与到识别和解决社区的主要健康问题过程中,已被现代公共卫生作为其重要功能之一。

7 建立和维持各级政府间、部门间和卫生部门内部的合作

公共卫生作为一项公共政策,其实施的有效性依赖于社会各界的合作和参与。这一方面包括各级政府和政府各有关部门对相关公共卫生议题的理解和支持,使之成为公共卫生政策而得以实施;另一方面也包括政策实施中给予的支持,如教师、住宅建设者、企业主和一些社会工作者等都对公共卫生有较大的影响。另外,卫生部门内部也应加强合作,尤其是临床和公共卫生间的合作,这一观点在《弥合裂痕:流行病学、医学和公众的卫生》中有详细的论述。

8. 发展和维持一支接受过良好教育的专业队伍

公共卫生覆盖的范围较广,因此发展和维持一支接受过良好教育、具有多学科背景的专业队伍,对于完成公共卫生所赋予的任务较为重要,如流行病学、生物统计学、卫生管理学、健康促进和环境卫生学等。

9. 相关公共卫生政策的创新性研究

由于单个的疾病控制或健康促进项目都关注公共卫生的某一方面,较少能做到关注整个公共卫生的发展,因此,公共卫生也应对整个公共卫生发展和相

关政策进行创新性研究。如随着社会经济的发展，对公共卫生应赋予不同的内涵，美国在1988年和2002年对公共卫生体系进行研究后分别出版了《公共卫生的未来》和《21世纪公众卫生的未来》，以指导公共卫生的实践。同时，应研究健康目标的制定，以及如何协调社会各界、卫生内部和公共卫生内部，共同推进公共卫生的发展。

三、中国公共卫生的特点

1953年中国疾病预防控制体系建立之初，是以计划免疫与爱国卫生运动为特色，以预防医学系与卫生防疫站为依托，以流行病学与五大卫生（食品卫生、劳动职业卫生、环境卫生、学校卫生和放射卫生）体系为主体，以疾病预防控制与卫生监督为支撑，以生物医学模式为特征的疾控体系，达到了广覆盖，低投入，效果好的目标，并形成了中国特色社会主义卫生事业的雏形。

2003年SARS流行以后，党和政府及社会各界高度关注公共卫生事业，疾病预防控制体系建设得到大力加强，公共卫生教育事业得到迅速发展，卫生监测与应急能力有了长足提高；然而，在取得新成就的同时，我国疾病防控工作也面临着新的考验：当人们将目光锁定在传染病防控上的时候，对慢性病、环境、职业健康和食品药品安全等同样属于疾病预防控制体系内的卫生问题关注不够，在社会上普及"大卫生"的观念亟待提高；此外，新时期基于科学证据的医疗卫生服务和卫生决策开始得到全社会的重视，发展公共卫生和坚持循证决策是未来我国卫生事业发展的当务之急。

中国公共卫生六十余年的发展，主要的经验可以总结为以下几点：即"政府重视，政策支持；面向人群，预防为主；社会动员，全民参与；适宜技术，科技支撑；群防群控，经费保证"。具体包括：①公共卫生事业是一项公益事业，离不开政府的主导与支持，更需要政策和制度的保障；②预防为主的方针贯穿于我国公共卫生六十余年的发展进程，在人群层面上进行疾病预防控制，是减少各类疾病的有效手段；③公共卫生是一项关于全民健康的事业，涉及到卫生、农业、环保、教育、科技等多领域，需要全社会动员，多部门协作，更需要全民参与、健康意识的提高和健康行动；④随着社会和科技的发展，公共卫生也在探索新的理论和技术，在科学研究的基础上，开发适用于各类人群的适宜技术，才能真正将公共卫生策略、方法应用到人群健康的防护中去；⑤来自政府和社会各界的关注与经费投入，是公共卫生事业可持续发展的基本保障。

第二章
中国公共卫生的历史与发展

第一节　公共卫生发展简史

一、公共卫生的起源

公共卫生以预防医学知识为基础，预防医学是医学的一个组成部分。医学关注疾病，关注病人的诊疗与康复。有文字描述人类的历史，就有对疾病的记载。人类对疾病的认识也是人类文明史的一部分。在人类进入现代社会以前，疾病往往被认为是天意、命运与道德的结果，将疾病与罪恶心混在一起讨论。对疾病的医治和巫术与宗教分不开，乃至至今我们还称医学为"圣殿"。

被称为现代医学的奠基人，古希腊医生希波克拉底（Hippocrates 公元前 460—公元前 377）对疾病提出"体液（humours）学说"，他认为人体由血液（blood）、黏液（phlegm）、黄胆（yellow bile）和黑胆（black bile）四种体液组成，这四种体液的不同配合使人们有不同的体质。他把疾病看作是发展着的现象，认为医师所应医治的不仅是病而是病人，从而改变了当时医学中以巫术和宗教为根据的观念，主张在治疗病人的同时关注病人的个体特征、环境因素以及生活方式对疾病发展的影响。

病原微生物的发现，推动了人类对疾病的认识，将医学带进了科学的领域。意大利的医生 Francastoro（1483—1553）提出疾病种子（spores of disease）的概念，认为疾病是由外部的因素即疾病种子引起，可有直接与间接传播途径。奥地利 Plenciz（1705—1786）则主张疾病的病因是一种活的物体，每种传染病都由独特的活物体所引起。1676 年，荷兰人列文虎克（AntonyvanLeeuwenhoek，1632—1723）创制了一架能放大 266 倍的原始显微镜，发现了许多肉眼看不见的微小生物，为微生物的存在提供了科学依据。

中国清朝乾隆年间（1736—1795），诗人师道南在《天愚集》中描述了鼠疫猖獗流行的凄惨景况，同时也指出了鼠疫的流行环节。《天愚集》的鼠死行篇中写道:"东死鼠,西死鼠,人见死鼠如见虎,鼠死不几日,人死如圻堵。昼死人,莫问数,日色惨淡愁云护。三人行,未十步,忽死两人横截路。夜死人,不敢哭,疫鬼吐气灯摇绿。须臾风起灯忽无,人鬼尸棺暗同屋。乌啼不断,犬泣时闻。人含鬼色,鬼夺人神。白日逢人多是鬼,黄昏遇鬼反疑人。人死满地人烟倒,人骨渐被风吹老。田禾无人收,官租向谁考?我欲骑天龙,上天府,呼天公,乞天母,洒天浆,散天乳,酥透九原千丈土,地下人人都活归,黄泉化作回春雨。"这是描写 1792—1793 年(清代乾隆壬子、癸丑年)鼠疫流行时纷纷死人的惨状。

早在明代的李时珍(1518—1593)在《本草纲目》中已经指出,对病人的衣服蒸过再穿就不会感染疾病,表明那时候已有消毒的记载。大量文字记载,我国在明隆庆年间(1567—1572),人痘预防天花已经广泛使用,并先后传至俄国、朝鲜、日本、土耳其、英国等国家。

由此可见,公共卫生起源于人类社会的发展与科学的进步,是人类长期与疾病抗争形成的一门科学与艺术。而世界卫生组织在世界卫生组织法中也指出"健康不仅是没有疾病或者不虚弱,而且是身体的、心理的健康和社会适应的良好状态"。公共卫生发展到今天,人们的需求也逐渐从"预防疾病"向"促进健康"转变。

二、公共卫生的发展

进入文明社会,为了预防控制传染性疾病,人类对人体与人群的健康进行定量观察,公共卫生的概念逐渐形成。例如:17 世纪 John Graunt 进行了死亡分布及其规律性的研究;18 世纪 Pierre Charles Alexandre Louis 和 William Farr 提出一系列流行病学重要概念并将统计学引入公共卫生领域;1796 年 Edward Jenner 发明牛痘接种预防天花,使传染性疾病的主动免疫预防走上科学轨道;1848—1854 年 John Snow 对伦敦霍乱流行的调查分析,形成流行病学现场调查、分析和控制的方法。

同一时代,物理、化学、生物学等科学的发展和测量技术的进步,促使自然环境和生活环境对人群健康关系的研究也进入了迅速发展的阶段:Ramazzini 报道了硅肺病、铅中毒等,Pott 报道了多环芳烃致癌的因果关系,Bernard 研究了 CO 中毒机制,并与 Magendie 和 Orfila 一起奠定了职业毒理学基础;对食物与人体化学组成的认识,形成了营养学基本概念和基础理论;对职业场所有害因素的认识,形成了职业卫生和职业医学学科的基本理论。而疾病的细菌理论(即微生物理论)由 Louis Pasteur 也于 19 世纪建立。

至 19 世纪末 20 世纪初，基于战胜天花、霍乱、鼠疫、白喉等烈性传染病，以及环境卫生、职业卫生、营养与食品卫生、妇幼和青少年卫生等各个领域的研究成果，人类发展并掌握了系统的公共卫生学理论及人群预防措施，强调政府有责任为公众提供基本医疗和卫生服务，为公共卫生工作提供系列的技术方法。

三、现代公共卫生的形成

20 世纪中期，公共卫生形成了一系列相关的学科，如提供公共卫生方法研究的流行病学，从研究"疾病的流行"到研究"疾病的分布"，从研究传染病，逐渐扩展为研究人类的所有疾病和健康问题；毒理学提出安全系数，暴露生物标志物、效应生物标志物、易感性生物标志物等概念，广泛用于环境因素与健康的观察与研究；环境医学对环境有害因素的研究，由中毒研究发展到研究致突变、致癌、致畸等慢性效应；医学行为科学的研究奠定了健康教育学和健康促进的理论基础，开创了人的行为和生活方式与健康和疾病关系研究的新领域；社会科学的发展及其与公共卫生学的结合，导致社会医学的产生，逐步揭示了各种社会宏观与微观因素与人群健康的关系；经济学、公共政策和管理科学的发展并与公共卫生学的结合促成了卫生经济、卫生政策和卫生事业管理理论的形成与实践成就。

早在 1932—1938 年间，陈志潜教授在河北定县实践的社区卫生服务模式及其"初级卫生保健"的探索，推动了中国卫生革命。而 1940 年代世界卫生组织关于健康的革命性概念宣告了医学模式转变：疾病预防从生物学措施为主扩大到社会和行为因素的预防，从单纯的被动预防转向人群的主动预防。之后北美开始使用"预防医学"术语，并形成了疾病"三级预防"理念。在对健康的社会决定因素重要性认识的基础上，公共卫生学重视社会环境和政策支持对健康的意义，提出了大众生态健康的模式。直至 1986 年，《渥太华宪章》强调了政府在卫生事业中的核心地位，强调社区发展和公众参与，由此标志着"现代公共卫生时代"的正式到来，人类在生命周期和疾病发生前后各个阶段开展的预防保健成为实现人人健康目标的核心研究内容。

而公共卫生方法学和技术领域的进展推动了现代公共卫生的发展：如卫生化学分析技术由常量到微量和超痕量、由组成到形态、由总体到微区、由宏观到微观结构、由整体到逐层、由静态到动态追踪等，使化学有害因素的高通量筛选、定量构效关系预测分析等成为可能；卫生微生物学研究不仅针对病原微生物，而且研究常态和微生态各种条件下微生物及其种群生长、繁殖、变异、更替的规律和相互作用，以及与人体的相互影响；尤其是分子生物学技术的进步，使公共卫生学研究深入人体和病原微生物的基因与蛋白质分子水平，极大地促进了公共卫生学在各个方向的发展；统计学、计算机和信息技术的进步及其与公共卫生学的结合使得多变量模型、多水平模型、结构方程模型和其他数学模型在公共卫生学研究中广泛应用，地理信息系统（GIS）等技术使得公共卫生学能够从宏观尺度更为精确地定量研究人群健康问题，监测技术发展和大规模信息数据库的形成，使公共卫生和预防医学能够开始从分子到地球生态层面整体研究人类健康与环境系统。

公共卫生是人类健康这一宏大领域中蓬勃发展的重要科学，迄今已取得了辉煌的理论和实践成就。随着世界范围内社会经济形势的快速发展和激烈变革，以及由此引起的生活方式的改变、气候变暖、病原微生物改变、化学品大量使用、食品工业化生产、环境污染加剧、人口流动、人际的交往与相互间密切的联接、传染病全球传播加速，人口老龄化和公共卫生突发事件频发等新老公共卫生问题，使得人类健康面临更多巨大挑战。为应对这些问题，当前的公共卫生已经呈现出更宽广的视野、更多的学科和技术融合、更深入的微观探索和更大尺度信息整合的发展趋势，而公共卫生与预防医学学科也将迅速向新领域开展更深入的研究和探索。

第二节　中国公共卫生发展简史

一、中国公共卫生的早期哲学思想——中医的公共卫生理念

中国的公共卫生理念可以追溯到几千年前。传统的"五行"学说是道学的一种系统观，广泛地应用于中国传统医学等方面。"五行"在春秋战国时期（公元前 500 年）集结成书的《黄帝内经》中被描述为阴阳演变的过程。中国的传统医学认为大自然的现象由"木、火、土、金、水"这五种气的变化所总括，这种现象还影响到人的命运，同时也使宇宙万物循环不已。

《黄帝内经》指出："圣人不治已病治未病，不治已乱治未乱"；"夫病已成而后药之，乱已成而后治之，譬如临渴穿井，斗而铸锥，不亦晚乎！"治未病，就是防患于未然，主张从生活起居、饮食劳动、精神情感等方面进行调养，以保持"正气充足，外邪无从干犯"。可以说，《黄帝内经》奠定了早期公共卫生的哲学思想。

而阴阳五行对健康的影响，例如水对健康的影响，早在公元前585年的《左传·成公六年》就有记载："不如新田，土厚水深，居之不疾，有汾浍以流其恶，且民从教，十世之利也。"这里的"恶"指污秽，可见当时已经认识到积存污水会致病，排除污水则保障健康。成书于南宋时期的《养生类纂》引述的《鲁般宅经》说得更明了："沟渠通浚，屋宇洁净无秽气，不生瘟疫病"。这些记载说明古人对住宅污水处理基本上是从安全、防病和防止意外等方面来考虑的。在卫生工程技术方面，古代中国也有很多尝试和创造。据考证，唐朝都城长安的城市规划及卫生设施均领先于同时期其他各国的城市：长安城有公共厕所、有管理厕所卫生的人员；街道宽敞，两侧普遍建有排水沟，考古发掘出的朱雀街排水沟遗迹宽达3.3米、深达2.3米；东西两市的巷道之下还有砖砌的排水暗沟，且均与大街两侧的明沟相通。

我国很早就认识到隔离传染病人的重要性，自秦朝时期开设的"疠人坊"制度流传甚久。《那连提离耶舍传》记载了北齐天保八年（557年），印度高僧那连提黎耶舍在香泉寺创建疠人坊收纳麻风病人的事迹，指其"收养疠疾，男女别坊，四事供承，务令周给"。从北齐开始，寺院设疠人坊这一慈善救济行为延续了三百年，到会昌五年（845年）唐武宗下令由地方政府接管，疠人坊从此成为官办机构。

二、中国公共卫生的早期实践——河北定县的经验

1915年，流行病学专家伍连德和颜福庆组织了一个公共卫生委员会，倡议将健康教育作为中华医学会的使命之一；1917年东北地区暴发了鼠疫，夺走了6万余人的生命，促成中央流行病预防局于1919年成立，即使这样，公众对疾病仍然很少关心。解放前由于军阀混战，公共卫生并未得到重视。

这期间值得一提的是中国公共卫生的早期实践——河北定县的经验。20世纪20年代，北京协和医学院开展了公共卫生教育，并在北京市内一个5万人口的地区开办了第一个卫生事务所。1928年，结合晏阳初先生开创的平民教育促进会，国内公共卫生先驱陈志潜先生选择河北定县进行社区卫生的实验，并于1932—1938年间在定县建立了中国第一个农村卫生实验区，成为中国近代医学史上时间最早、方向最正确的医学教育研究，促进了地方卫生的探索。在John.B.Grant的帮助下，在贫困的河北定县，陈志潜教授建立了县、区、村三级卫生机构，首创了适用于不同社会经济和地区条件的"医学卫生保健网"，这个系统的实施得到了国内和国际社会的广泛认可，但由于抗日战争的爆发，这项

工作被迫停止。

中国的公共卫生与初级卫生保健实践的所谓"定县模式",就是指从1932年到1938年期间,陈志潜教授在详细调查了解定县的实际情况后,把国外的现代医学、公共卫生学和健康教育学知识和我国基层农村的具体实际结合起来,开始了他创建、实施和完善"农村三级保健网"的伟大创举。陈教授当时认为"任何一个国家的力量都源自普通民众,为此全民而不仅是少数有权势者都应享有最佳的卫生保健服务。"他认为过去由传教士医生在城市开设医院,等病人上门,光治不防的模式并不适合当时的定县,单靠医院是不能使医学到达农村的,必须着眼于预防工作。陈教授提出解决问题的4条原则:①卫生保健要立足于当地实际需要和条件可能的基础上;②设计当地能够供养得起的卫生保健系统,包括尽量培养当地保健员,减少农民的经济负担;③在城乡之间架起一座桥梁,把城市中已广泛应用的现代医学传送到农村;④社区对该系统的运转和持续有效性负有责任。在此基础上,他创建了一套比较完整的乡村卫生保健制度(图1):

第一,村设立卫生保健员,每村1人,负责村保健卫生工作,从本村平民学校毕业同学会会员中选出,以热心服务、忠实可靠、身体健康而年龄在20—35岁者为合格。保健员在正式任职之前,须先在保健所接受10天医药基本知识和技术的训练。保健员的工作职责是利用休息时间从事预防疾病的宣传,种痘,井水消毒,用保健箱里的几种药品治疗沙眼、头癣,急救伤员,改良自家的水井、厕所,并向乡邻示范,还要对村里死亡、出生情况进行登记。医师必须勤加指导保健员,特别注意用药技术,以免错失。每逢春冬闲暇时,医师应举行保健员茶会,团聚联络,发给卫生读本,使之随时阅读,增加知识。这样,普通疾病在村里就能得到保健员的治疗,保健员不能治疗的病人则介绍到区保健所和县保健院。

第二,区设立保健所,管理约3万人口、20个村庄的区域。保健所配有医生1人,护士1人,助理员1人。卫生保健所主要职能:一是训练与监督村保健员,规定保健所医生至少每半年要到保健员负责的村中视察一次,保健员每半年应在保健所聚会一次,报告工作情况及交流经验;二是每日门诊,接待和医治病人,尤其是保健员转来的病人。三是负责学校卫生及卫生教育;四是预防急性传染病。区卫生保健所具有承上启下的功能,保健员介绍来的病情严重的患者,即转送县保健院;区保健所对保健员的工作提供了有力支持,增加了村民对保健员的信任。

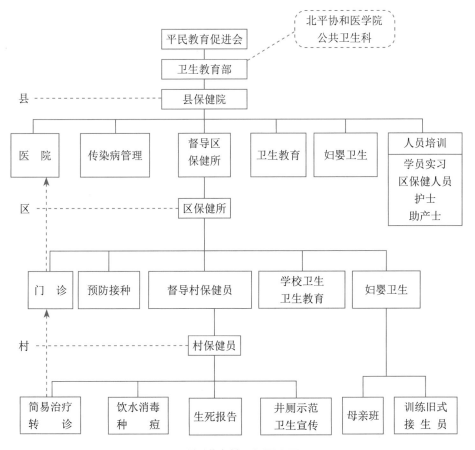

图 1 "定县模式"农村三级医疗卫生保健网

第三，县城内设立保健院，其管辖区域大概为 100 个村庄。县保健院负责管理全县卫生事业，在整个三级卫生保健网中起着主导作用，主要职责有五项：①由于保健所医疗设备简陋，患重病者得不到及时有效治疗，而在 40 万人口中，即应有治疗较重病人的设备，因此，保健院内设有病床 30 张，以供治疗较重病人之用；②每逢重大传染病如天花、霍乱流行之时，必须由县组织卫生机关，联络全县行政人员和地方人士，统筹管理，因此，保健院内设有专门卫生行政人员，负责全县疫病防治；③保健院负责向保健所划拨一笔专门经费，用于从事研究工作，并负责购置教育材料；④统一管理全县药品，避免浪费，防止使用不良药品；⑤为医学院毕业生提供实习场所，同时训练护士和助理员。保健院配有男女医生各 1 人，助理医生 2 人，护士 8 人，药剂师 1 人，检验员 1 人，事务书记及助理员 6 人。院内附设病床 50 张，专供住院治疗，仅 1933 年住院治疗的病人就达 778 人,其中男性占 67.8%,女性占 32.2%。

定县卫生保健实验为解决农村缺医少药的问题进行了有益的探索,使广大农民在现有条件下得到了基本医疗和健康保护,开创了我国医疗卫生事业的新局面。定县保健制度的成本相当低廉,每年除训练保健员之外,所开支的医药费用为 35 000 元,每人每年平均不到大洋 1 角,而据 1931 年的调查,每年开支医药费为 120 000 元,每人每年平均大洋 3 角。平均每人每年的医药费开支减少了 2/3,给村民带来了很大的实惠。保健所每次诊疗费仅收铜元 5 枚,保健院每日住院费也不过 4 角,适合农民的负担能力,使疾病得到了及时而科学的诊治,同时初步解决了大多数农民缺医少药的状况。到 1935 年定县农村保健网已发展到 6 个区,约覆盖半数的村庄。1935 年,220 名村保健员做急救、治疗计 137 183 人次,给 14 万人种了牛痘;保健所治疗患者 6.5 万人次;县保健院收治住院病人 626 人,手术 259 例。农民的卫生知识有了明显提高,从而不再受新生儿破伤风、产褥热、天花、黑热病等疾病的威胁,各种肠道传染疾病也大大减少。他们还经受住了 1934 年华北霍乱特大流行的考验,全县只发生少数几例,且无一人死亡。千百年来危害农民生命安全最大的天花病的流行得到了有效控制,到 1936 年,定县天花"已经绝迹"。

定县的卫生实验摸索出了一套农村公共卫生体系建设办法,创造出了一些富有成效的制度和经验。定县卫生实验所创建的村设保健员、区设保健所、县设保健院的三级医疗保健制度,是一种"低水平、高效率"的卫生保健模式,为极端贫困的华北农村社区找到了一个享受现代医疗保健服务的可行道路,避免了当时的苏联、南斯拉夫、印度等国在解决同一问题中出现的种种缺点或不足,引起了国际、国内社会的广泛关注。国际联盟派官员到定县参观并实地考察,聘请北平教会卫生教育部主任陈志潜赴美讲学,介绍定县的经验。在国内,定县的这套保健制度很快就被江宁、无锡实验区所采纳。南京国民政府卫生署也在 1934 年底决定在全国推广定县的模式。20 世纪 40 年代末,晏阳初促成并作为担纲人之一的"中国农村复兴中美联合委员会",在四川推行的加强农村卫生机构计划,在台湾省进行的建立自来水源与防治疟疾、血吸虫病,训练县乡两级公共卫生人员等工作,都是定县实验的延续和推广。定县所创立的三级医疗保健制度在中国公共卫生史上具有举足轻重的地位,为 20 世纪 50 年代中国农村三级卫生网络的建设(图 2),以及 60 年代末开始的农村广泛的合作医疗等我国农村公共卫生的发展提供了基础;并为国际公共卫生事业的发展提供了重要的实践经验;

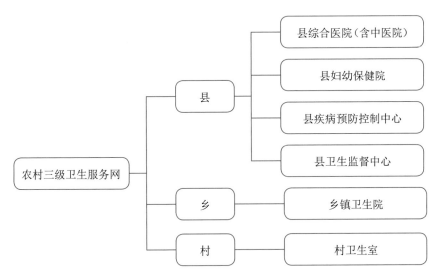

图2　中国的农村三级卫生保健服务网

三、新中国公共卫生的发展

1. 机构创建阶段（1949—1956年）

参照前苏联模式，1953年1月经政务院批准，全国各省、地市和县三级全面建立卫生防疫站。同年，成立了全国爱国卫生运动委员会办公室；1954年卫生部发布了《卫生防疫站暂行办法》，明确了卫生防疫站的职责是预防性、经常性监督和传染病管理。到1956年底，全国29个省市中绝大部分省市及所属地、县都建立了卫生防疫站，铁路及较大的厂矿企业也建立了卫生防疫站。

与此同时，根据疾病的发生情况还相继建立了一批专业防治机构，1953—1963年间，我国先后成立了寄生虫病、地方病、血吸虫病、性病、麻风病、疟疾、结核等专病防治所（院）、传染病院等，从而与卫生防疫站一起初步形成了我国以五大疾病预防控制为主的疾病预防控制服务体系，这些机构的建立为我国传染病防治工作奠定了坚实的基础。

2. 机构建设阶段（1957—1976年）

1964年，卫生部颁发了《卫生防疫站工作条例（试行草案）》，明确规定卫生防疫站是卫生事业单位，其任务可归纳为"组织、指导、监督、执法"四方面。同年12月，国家编委、卫生部联合颁发《卫生防疫站机构和人员编制的规定》，这些政策的出台规范了防疫站的建设和发展。到1965年底，全国共有卫生防疫站 2499 个,是 1952 年的 16 倍。

1966 年开始的文化大革命对卫生防疫站工作产生了一定的影响。但此期间,农村逐步形成以县级机构、乡镇卫生院和村卫生室组成的农村三级医疗预防网和农村合作医疗制度,这一网络的形成为疾病预防控制在农村地区的充分开展提供了有效的渠道,促进了疾病预防控制工作在农村的开展。

3. 恢复发展和调整阶段(1977—1997 年)

1979 年卫生部颁发了《全国卫生防疫站工作条例》,对卫生防疫站的任务、机构设置和职责范围、队伍建设、工作方法等作了原则性规定。1982 年在全面总结全国卫生防疫机构建设经验的同时,卫生部决定建立中国预防医学中心(后于 1983 年改称中国预防医学科学院)。中国预防医学中心的成立,标志着我国建立了从国家预防医学中心到省、地、县及各部门的卫生防疫站,到乡镇卫生院和街道医院、村卫生室,以及各级各类专科防治站(所)组成的国家疾病预防控制体系。

但在此期间,疾病预防控制体系的发展也遇到了一定的困难。由于政府投入不足和农村三级医疗预防网的解体,政府自 80 年代中期开始允许防疫站开展有偿服务和开展计划免疫保偿制,以弥补政府财政投入不足和鼓励乡村医生开展计划免疫的积极性。

4. 体系改革和完善阶段(1977—2003 年)

随着社会经济的发展、人口的老龄化和疾病谱的变化,我国原有的疾控体制已不能适应社会发展的要求,因此在 1997 年,上海市对各类专业防治站(所)进行合并重组,率先在全国成立了上海市疾病预防控制中心和上海市卫生监督所,这标志着我国的疾病预防控制体系改革与完善向纵深发展的开始。

根据《中共中央、国务院关于卫生改革与发展的决定》和《关于城镇医药卫生体制改革的指导意见》,以及全国疾病预防控制机构的改革进展,卫生部在 2001 年 4 月出台了《关于疾病预防控制体制改革的指导意见》,明确提出疾病预防控制体制改革目标和机构设置等任务。2002 年 1 月 23 日由中国预防医学科学院更名重组的中国疾病预防控制中心(China CDC)于人民大会堂正式成立,同时成立的还有中国卫生监督中心。随着全国各省市及所辖部分地市卫生防疫站重组为疾控中心,标志着中国新型的疾病预防控制体系逐步形成。图 3 列出了中国公共卫生系统的构成,该系统由各级医疗行政部门、医院、疾病预防与控制机构、卫生监督机构组成。

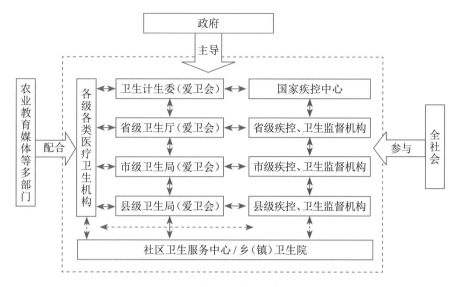

图3　中国公共卫生体系

5. 快速发展阶段(2003至今)

2003 年 SARS 流行以来,政府将"立党为公、执政为民"作为执政宗旨,提出坚持"以人为本",树立全面、协调、可持续的科学发展观,构建社会主义和谐社会的执政目标,更为强调"民生"与"社会管理"。医疗卫生事业是受到全民关注、事关全局的重大民生工程,事关社会的公平正义,需要公共政策予以保障和实现。

随着执政理念和公共政策范式的变化,我国医改发展的思路逐步完善,目标更为明晰。2003 年十六届三中全会提出"深化公共卫生体制改革";2005 年十六届五中全会提出"提高人民群众健康水平,加大政府对卫生事业的投入力度,完善公共卫生和医疗服务体系";2006 年十六届六中全会提出"坚持公共医疗卫生的公益性质,深化医疗卫生体制改革,强化政府责任,严格监督管理,建设覆盖城乡居民的基本卫生保健制度,为群众提供安全、有效、方便、价廉的公共卫生和基本医疗服务";2007 年十七大报告提出"人人享有基本医疗卫生服务",作为实现全面建设小康社会奋斗目标的新要求之一,并明确"建立基本医疗卫生制度,提高全民健康水平","建设覆盖城乡居民的公共卫生服务体系、医疗服务体系、医疗保障体系、药品供应保障体系,为群众提供安全、有效、方便、价廉的医疗卫生服务"等。与此同时,多家大学和相关研究机构对国家医药卫生体制改革方案开展平行研究。在此基础上,2009 年 4 月,中共中央、国务院颁布的《关于深化医药卫生体制改革的意见》首次提出"基本公共卫生服务逐步均等化"的目标。在经费投入、服务规范、服务内容等方面推出一系列举措。经过努力，各地均取得了阶段性的进展，主要体现在：增加基层公共卫生人员配备，公共卫生人才队伍建设得到强化；组织开展相关培训，项目执行能力明显提升；专业公共卫生服务机构建设得以加强，公共卫生服务体系逐步完善；积极探索分工协作机制，公共卫生服务功能有效落实；加快推进卫生信息化建设，增强基本公共卫生服务信息的及时有效性。在完成基本公共卫生服务项目的同时，各地还积极探索政府购买公共卫生服务方式，立足于"防治结合"理念，探索健康管理新模式，完善监管和考核管理办法，提高精细化管理水平。

经过改革，基本公共卫生各项服务全面开展，群体性和个体性服务得到有效落实；有序推进重大公共卫生服务项目，受益人群覆盖面广；公共卫生服务效果持续改善，居民享有公共卫生服务均等化程度有所提高。

四、中国公共卫生的成就与贡献

1. 新中国公共卫生服务体系形成与发展

公共卫生实践需要通过有组织的社会努力，而与之相关的组织与机构的划分可以反映一个国家公共卫生服务体系的建设。一般来说包括：

- 国家或地区（及地方）公共卫生相关的政府组织。作为政府行政管理机构，代表政府提供公共卫生服务，共同发挥支柱作用。如卫生部门、劳工与保障部门、国土与环境部门和规划与发展部门等。
- 国际相关的公共卫生组织。通过参加组织、加入协约与公约等形式进入组织，此组织负责指导、监督、协调各个国家与地区的公共卫生工作。如世界卫生组织、国际红十字会、国际原子能结构、联合国儿童基金会等。
- 健康与卫生保健提供者组织。如医院、小区健康服务中心、精神卫生组织、实验（检验）中心、护理院，主要提供预防、诊断、康复和护理服务。
- 公共卫生实践的支持机构和相关的专业机构。如政府管理的警察局、消防部门、医疗急救中心，预防处理紧急伤害和公共卫生事件。
- 环境保护、劳动保护和食品安全机构。作为执法部门，监督和保障安全的生存环境、保障人群健康。文化、教育、体育机构为小区提供促进健康的精神环境和物质环境。
- 与健康相关的非政府组织。如为弱势人群包括失能人士、低收入人士和独居及高龄人士提供政策与物质支持。

中国公共卫生服务体系由专业公共卫生服务网络和医疗服务体系的公共卫生服务功能这两部分组成。专业公共卫生服务网络包括疾病预防控制、健康教育、妇幼保健、精神卫生防治、应急救治、采供血、卫生监督、计划生育等专业公共卫生机构。目前，国家基本公共卫生服务项目主要通过乡镇卫生院、村卫生室和城市社区卫生服务中心（站）等城乡基层医疗卫生机构免费为全体居民提供，其他基层医疗卫生机构作为补充。重大公共卫生服务项目主要通过专业公共卫生机构组织实施。医院依法承担重大疾病和突发公共卫生事件监测、报告、救治等职责，以及国家规定的其他公共卫生服务职责。

中共中央、国务院颁布的《关于深化医药卫生体制改革的意见》提出：全面加强公共卫生服务体系建设。建立健全疾病预防控制、健康教育、妇幼保健、精神卫生、应急救治、采供血、卫生监督和计划生育等专业公共卫生服务网络，完善以基层医疗卫生服务网络为基础的医疗服务体系的公共卫生服务功能，建立分工明确、信息互通、资源共享、协调互动的公共卫生服务体系，提高公共卫生服务和突发公共卫生事件应急处置能力，促进城乡居民逐步享有均等化的基本公共卫生服务。

经过几十年的努力，我国每千人口卫生技术人员数从 1949 年 0.93 上升到 2009 年 4.15；每千人医疗卫生机构床位数由 1950 年 0.18 张提高到 2011 年 3.8 张；截至 2011 年，3.3 万个乡镇有卫生院 3.7 万个，59 万个行政村有 66 万个村卫生室，7110 个街道有社区卫生服务中心 7776 个，社区卫生服务站 2.5 万个；每千农业人口村卫生室人员 1.53 人。这些数据显示，我国医疗卫生服务的可及性，特别是农村医疗卫生服务的可及性得到了明显地改善。

2. 公共卫生法制建设

在过去的六十年，我国卫生法制建设取得了不少成就，人大审议通过并颁布的法律共有 10 部，国务院发布或批准发布的法规达 27 个，此外，卫生计生委（原卫生部）共颁布了 400 多个规章，近 2000 个卫生标准。2009 年，中共中央、国务院颁布的《关于深化医药卫生体制改革的意见》也明确指出，要完善卫生法律法规，加快推进基本医疗卫生立法工作，逐步建立健全与基本医疗卫生制度相适应、比较完整的卫生法律制度。在未来几年时间里，我国的卫生法律法规将更加完善，国家开始有针对性地进行立法探索，特别是《卫生法》作为卫生事业的母法，也有望在近年出台。

截至 2012 年，与疾病预防控制相关的法律包括：《中华人民共和国食品安全法》(2009年)、《中华人民共和国传染病防治法》(2004年)、《中华人民共和国人口与计划生育法》(2001年)、《中华人民共和国职业病防治法》(2001年)、《中华人民共和国药品管理法》(2001年)、《中华人民共和国执业医师法》(1998年)、《中华人民共和国献血法》(1997年)、《中华人民共和国母婴保健法》(1994年)、《中华人民共和国红十字会法》(1993年)、《中华人民共和国国境卫生检疫法》(1986年)。此外,《中华人民共和国食品卫生法》(1995年)于《中华人民共和国食品安全法》实施后废止。

截至2012年,与疾病预防控制相关的行政法规包括:《女职工劳动保护特别规定》(2012年)、《人间传染的病原微生物菌(毒)种保藏机构管理办法》(2009年)、《城市社区卫生服务机构管理办法(试行)》(2006年)、《血吸虫病防治条例》(2006年)、《可感染人类的高致病性病原微生物菌(毒)种或样本运输管理规定》(2005年)、《中华人民共和国国境口岸卫生监督办法》(1982年)、《麻醉药品和精神药品管理条例》(2005)、《中药品种保护条例》(1993年)、《流动人口计划生育工作管理办法》(1999年)、《国内交通卫生检疫条例》(1999年)、《医疗器械监督管理条例》(2000年)、《中华人民共和国中医药条例》(2003年)、《中华人民共和国药品管理法实施条例》(2002年)、《突发公共卫生事件应急条例》(2003年)、《医疗废物管理条例》(2003年)、《乡村医生从业管理条例》(2003年)、《病原微生物实验室生物安全管理条例》(2004年)、《医疗机构管理条例》(1994年)、《中华人民共和国红十字标志使用办法》(1996年)、《中华人民共和国母婴保健法实施办法》(2001年)、《计划生育技术服务管理条例》(2001年)、《医疗事故处理条例》(2002年)、《使用有毒物品作业场所劳动保护条例》(2002年)、《中华人民共和国尘肺病防治条例》(1987年)、《艾滋病监测管理的若干规定》(1988年)、《医疗用毒性药品管理办法》(1988年)、《放射性药品管理办法》(1989年)、《中华人民共和国国境卫生检验检疫法实施细则》(1989年)、《放射性同位素与射线装置放射防护条例》(1989年)、《化妆品卫生监督条例》(1990年)、《学校卫生工作条例》(1990年)、《中华人民共和国传染病防治法实施办法》(1991年)、《食盐加碘消除碘缺乏危害管理条例》(1994年)、《血液制品管理条例》(1996年)、《公共场所卫生管理条例》(1987年)。

此外,已废止的行政法规包括:于2012年在《女职工劳动保护特别规定》(2012)实施的基础上废止《女职工劳动保护规定》(1988年)、于2005年在《麻醉药品和精神药品管理条例》实施的基础上废止《精神药品管理办法》(1988年)与《麻醉药品管理办法》(1987年)、《放射性同位素与射线装置放射防护条例》。

3. 新中国公共卫生人力资源队伍建设与发展

卫生人力资源是一个国家和地区卫生系统的重要组成部分,是卫生系统维持和强化自身功能的关键,是卫生资源的基本要素。世界卫生组织关于卫生人力资源的界定,是指所有从事以增进健康为主要目的的人,主要包括两类:一是提供服务的人,即"卫生服务提供者";二是不直接提供服务的人,即"卫生管理和支持人员"。

我国关于卫生人力资源的界定,指在医疗服务、公共卫生、医学科研和在职教育等医疗卫生机构工作的在岗职工,包括卫生技术人员、乡村医生和卫生员、其他技术人员、管理人员和工勤技能人员。其中卫生技术人员包括执业(助理)医师、注册护士、药师(士)、技师(士)、其他卫生技术人员。乡村医生和卫生员指取得乡村医生执业证书且在村医疗卫生机构从事预防、保健和一般医疗服务的人员。卫生员指村医疗卫生机构中未取得乡村医生执业证书的人员。其他技术人员指医疗卫生机构中从事医疗器械修配、卫生宣传、信息技术、科研与教学等技术工作的非卫生专业人员。管理人员指医疗卫生机构负责人和从事管理工作的人员,包括从事医疗服务、公共卫生、医学科研与教学等业务管理工作的人员;主要从事党政、人事、财务、信息、安全保卫等行政管理工作的人员。工勤技能人员指医疗卫生机构中承担技能操作和维护、后勤保障、服务等职责的工作人员。工勤技能人员分为技术工和普通工。技术工包括护理员(工)、药剂员(工)、检验员、收费员、挂号员等。

2013年末,全国卫生人员总数达979万人,其中卫生技术人员721.1万人,乡村医生和卫生员108.1万人,其他技术人员36.0万人,管理人员42.1万人,工勤技能人员71.8万人。卫生技术人员中,执业(助理)医师279.5万人(其中全科医生14.6万人),注册护士278.3万人。2013年末卫生人员机构分布:医院537.1万人(占54.9%),基层医疗卫生机构351.4万人(占35.9%),专业公共卫生机构82.6万人(占8.4%)。2013年,每千人口执业(助理)医师2.06人,每千人口注册护士2.05人,每万人口全科医生1.07人,每万人口专业公共卫生机构人员6.08人。

据统计,全球平均每万人口拥有医师17人、护士28人。与此相比,我国卫生人力总量尤其护士数量低于世界平均水平,医师数量也低于中高收入国家平均水平。同时,与GDP和卫生服务需求发展速度相比,卫生人员年平均增长率(4.6%)明显滞后。

我国专业公共卫生人才包括从事疾病预防与控制、健康教育与健康促进、五大卫生(职业卫生、环境卫生、营养和食品卫生、放射卫生、学校卫生)、应急管理、妇幼保健、院前急救、采供血和精神卫生领域的人员,以及公共卫生专业技术人员;同时,国家、省、地市和县公共卫生机构的专业工作者也是公共卫生事业的重要力量。总体来看,我国专业公共卫生人才数量配置不足、人员素质有待提高。我国每万人口中仅有 1.4 名疾病预防控制人员,相当于美国的 1/5;食品安全、健康教育、妇幼卫生、采供血等人才缺乏;卫生应急人员主要分布在卫生行政部门、监督部门、高校和研究机构,目前十分缺少应急管理人才和专家,大量卫生应急人力需要培训。且卫生应急人才队伍分散,力量难以整合;院前急救从业人员数量严重不足,特别是短缺急救医师,大型城市与中西部地区发展差异大。目前我国每名院前急救人员服务 12.6 万人口,与国际上每名从业人员服务 1 万人口的配置水平差距较大;2009 年,我国精神卫生专业医疗机构拥有卫生技术人员 6.4 万名,医师中从事精神卫生专业的人员仅占 0.9%,精神卫生人员严重短缺。采供血从业人员数量严重不足,人员学历层次偏低,年龄偏大,缺少输血技师、输血医师队伍。

4. 新中国公共卫生监测与信息系统建设与发展

20 世纪 50 年代,美国 CDC 将监测方法及监测系统应用于公共卫生领域;20 世纪 70 年代,监测理念系统化地引入我国。截至目前,我国已初步建成覆盖各类主要健康问题、覆盖各类重点人群、覆盖生命全程的疾病监测体系。我国疾病监测体系的发展历程,是新中国公共卫生事业 60 年发展历程的缩影:1950—1980 年,以传染病法定报告为主,开始建立重点传染病的单病监测(如流感、出血热等),肿瘤登记系统也是始于这个时期;1980—2000 年,我国引入国际化的监测理念和方法,综合疾病监测系统建立,开始实施出生缺陷、死因、慢性病、行为危险因素为主要内容的监测;2000 年至今,传染病法定报告实现网络直报,并建立了突发事件监测和爆发预警机制。

从监测内容来说,可将我国的疾病监测系统分为传染病监测、慢性非传染性疾病及相关危险因素监测,以及其他主要健康相关监测系统。

第一,传染病监测是以法定传染病报告系统为主,以各类专病监测系统为辅,按照防控层级进行监测,其中重大传染病监测包括肺结核、艾滋病、乙肝、血吸虫病,重点监测疾病包括鼠疫、霍乱等 26 类;监测方式以主动、被动监测结合,人群、实验室监测并重为特色;今后传染病的监测要逐步提高血清学、病原学等实验室监测能力,并且加强预测预警能力和新发传染病早期发现能力。

第二，与传染病监测相比，慢性病及健康相关危险因素监测工作在我国总体起步较晚，体系及方法正在完善中，目前已有的监测系统包括肿瘤登记、死因监测、慢性病相关危险因素调查、重点疾病（心脑血管疾病）监测；然而心脑血管疾病、恶性肿瘤等慢性病已成为威胁我国居民健康的最主要公共卫生问题，但我国当前的慢病监测能力与面临的防控挑战尚不相称，慢病监测工作任重道远。

第三，其他主要健康相关监测系统，包括出生缺陷监测、食品安全风险监测、食品中化学性污染物及有害因素、食源性致病菌、食源性疾病、突发公共卫生事件相关信息报告等，其中突发公共卫生事件报告机制是我国监测系统的一大特色，采取分类报告、分级响应的方式，将监测内容分为 11 类事件和 4 个响应级别。除以上监测系统外，在个别地区或机构，新的监测体系也不断地涌现出来，例如抗生素耐药监测、医院感染监测等，新的监测技术也开始在实践中应用，例如症状监测、舆情监测等。

总体来说，我国的疾病监测的内容在不断扩大，监测方法不断革新，监测系统逐步完善。

5. 新中国疾病预防控制事业的发展

我国疾病预防控制机构职能不断完善，专家研究报告指出，公共卫生职能涉及疾控、应急、监测与信息、危险因素干预、实验检测、健康教育与促进、技术指导与应用研究，共 25 类 78 项内容，255 个具体项目；基层疾控机构职能包括了信息收集、计划免疫、传染病防治、结核病防治、艾滋病防治、寄生虫与地方病防治、消毒、健康教育、学校卫生、慢性病防治、危险因素干预、精神疾病防治、应急处置，共 13 项。无论是从职能的内容和卫生事业的发展看，还是从公共卫生事业发展的需求看，我国的公共卫生事业都有了长足的发展，但是，距离人人享有基本医疗卫生保健服务还有相当的差距。

预防接种是预防、控制乃至消灭传染病的有效手段。我国是最早使用人工免疫方法预防传染病的国家。新中国成立后，我国政府十分关心儿童健康成长，重视预防保健事业的发展，我国的预防接种工作也得以迅速普及和发展，先后经历了突击接种、计划免疫、免疫规划三个快速发展的阶段：

1974 年，针对当时发展中国家（不包括中国）疫苗可预防疾病的防控现状，在全球消灭天花和经济发达国家成功地控制儿童传染病的经验启示下，第 27 届世界卫生大会通过了"发展和坚持免疫方法与流行病监测计划，防制天花、白喉、脊灰、百日咳、破伤风、结核病等传染病"的决议，正式提出在全球实施扩大免疫规划（EPI, Expanded Program on Immunization）。EPI 包含着两方面的内容，一是要扩大预防接种的目标人群,提高接种率;二是要逐步推广使用安全、有效的新疫苗,扩大使用疫苗的种类。我国结合工作实际,提出了以儿童为重点服务对象计划免疫的概念,预防接种工作在我国得到迅猛发展。这期间的发展大致又可分为3个阶段:1978—1984年为第一阶段,以加强计划免疫基础工作为主;1985—1990年为第二阶段,以省、县为单位实现预防接种率达到85%为目标;1991—2000年为第三阶段,主要任务是巩固免疫接种率,控制和消灭针对传染病。我国计划免疫阶段的特点:一是预防接种服务形式发生重大转变,开展了常规免疫、强化免疫、应急免疫等综合免疫策略;二是免疫服务内容不断扩大,在普及"四苗"接种的基础上,引入了乙肝、流脑、乙脑、麻-腮-风、甲肝等新疫苗接种;三是确定了全国儿童计划免疫程序;四是进一步完善了免疫服务体系;五是预防接种工作开始进入法制化、规范化管理;六是基本建立健全了计划免疫冷链系统,向全国90%人口以上的地区每年提供6次以上的免疫服务;七是与国际社会开展了大量卓有成效的国际合作;八是实现了WHO提出的普及儿童免疫规划目标;九是疫苗针对传染病的监测工作取得巨大发展;十是消灭脊灰工作取得决定性进展,疫苗针对传染病发病率达到历史最低水平。

2001年我国开始进入免疫规划期,2007年政府实行扩大计划免疫规划。其总目标为:全面实施扩大国家免疫规划,继续保持无脊灰状态,消除麻疹、控制乙肝,进一步降低疫苗可预防传染病的发病率。并提出了四项工作指标:一是到2010年,乙肝疫苗、卡介苗、脊灰疫苗、百白破疫苗、麻疹疫苗适龄儿童接种率以乡为单位达到90%以上。二是到2010年,流脑疫苗、乙脑疫苗、甲肝疫苗力争在全国范围内对适龄儿童普及接种。三是出血热疫苗目标人群的接种率要达到70%以上。四是炭疽疫苗、钩端螺旋体疫苗应急接种目标人群的接种率达到70%以上。

经过几十年的努力,我国免疫规划取得了辉煌的成就,政府不断加大经费投入,在全国范围内建立了一支从事免疫规划工作的专业队伍,建立健全了冷链系统,免疫规划工作进入法制化、规范化管理时期,传染病发病大幅度下降,与国际社会开展了大量卓有成效的国际合作,监测网络建设取得巨大发展,国家免疫规划预防的疾病不断增多,尤其是在消灭脊髓灰质炎、消除麻疹、乙肝控制等方面取得了显著的成效。为我国疾病预防和控制领域的进展做出了重要且积极的贡献。

6. 新中国健康教育与健康促进工作的发展

20世纪50—60年代中国健康教育工作主要是依托"爱国卫生运动"而开展

的卫生宣传，文革中断了一个时期，改革开放后中国的健康教育事业得以恢复和发展，1984年成立了中国健康教育协会，1986年成立了中国健康教育研究所（即现在的中国健康教育中心），各省市的健康教育所也得到迅速恢复和发展，到20世纪80年代末，全国共有省级健康教育所26个，地市级健康教育所150余个，健康教育专业人员近2万人。

20世纪80年代初，我国启动了健康教育专业人才培养。1984年原河北省职工医学院率先开设卫生宣传教育专业，1985年开始招收具有高中毕业文化程度的在职人员脱产学习，获得大专学历。之后上海医科大学、同济医科大学、北京医科大学先后成立健康教育教研室，通过后期分化方式培养健康教育本科专业学生。之后，安徽医科大学、同济医科大学及一些中专院校相继开设健康教育专业函授班和中专班。各级各类院校共培养不同级别的健康教育专业人员共计近2000人。

1985年，《中国健康教育》创刊，成为迄今为止唯一一本国家级健康教育专业学术期刊。1988年中国出版了第一部由贾伟廉主编的《健康教育学》，1989年上海医科大学出版社出版了译自著名健康教育学者Lawrence Green等人原著的《健康教育计划设计——PRECEDE模式》，对于促进我国健康教育理论研究及指导实践具有重要影响。

20世纪80年代以来，健康教育实践大多以项目为引导，包括八十年代中期WHO、UNICEF支持的健康教育项目，以及后期我国自主的健康教育项目和综合项目中的健康教育实践。目前，烟草控制、艾滋病防治、结核病防治、慢病（高血压）防治、妇幼健康等诸多工作领域都已纳入健康教育与健康促进活动，并初步建立了相应的考核指标。此外，在学校、工矿企业、医院、社区等开展健康教育与健康促进活动的场所，已经开展了创建"健康促进学校"、"健康促进医院"、"健康村"、"健康城市"等综合项目。

回顾新中国健康教育的发展历程不难发现，中国的健康教育大多是在现实中面临健康问题的情况下，基于解决实际问题而开展的实践，较少理论研究和探索。但从另一个角度，也可以发现实践背后的理论依据。

第一，卫生知识宣传普及。无论在20世纪30年代河北定县的健康教育实践中，还是在当时当时苏区的健康教育实践中，卫生知识宣传普及都是健康教育实践的主要工作，其核心是将卫生知识广泛地普及到人民大众之中，而主要策略是宣传。特别是在苏区，乃至新中国成立后20世纪50—60年代，通过广泛大量的宣传活动，使基本卫生常识家喻户晓。

就宣传的本质而言,关注的结果是知识的知晓,而运用的具体方法主要为讲课、专栏、标语以及广播等,这类信息传播方法基本上是单向传播,信息反馈不足,对人们行为改变的重视不足。然而,在当时的历史背景下,信息来源相对单一,民众的价值取向也相对简单,而干预的重点是环境卫生和个人卫生,因此,即使是单向信息传播,也能够引发民众行为的改变,特别是积极主动参与到环境卫生整治中。

中国的卫生知识宣传普及与国外的健康教育在理念上有所不同。国外健康教育期待通过教育,使人们增加知识和技能,自觉改变行为和生活方式,而人们在行为上的改变更大程度上源于个人认知的提高;而中国的卫生知识宣传普及,既有知识的灌输,又在相当程度上增加了政府领导和全社会动员,行为改变一方面源于个人认知的提升,另一方面也受社会文化氛围的影响,在很大程度上弥补了单纯知识宣传普及对行为影响的不足。

第二,健康教育。20世纪80年代中期,现代健康教育理论引入中国,健康教育专业后期分化等方式的人才培养,以及国家级健康教育专业机构——中国健康教育所的成立,包括国际交流的增加,都有力地推动了健康教育理论在中国的发展,也使我国的健康教育与健康促进理论走上了与国际接轨的道路。

健康教育以心理行为学理论为依据研究人们的健康相关行为的形成与改变,比较侧重于从个体层面探索健康相关行为形成和改变的原因,进而强调知识、理念、态度、能力等个体因素在行为改变中的作用。正如我们所知,"教育"对于增加健康知识、树立健康观念、提升个体采纳健康行为的能力发挥着重要作用,并且"教育"更注重使"受教育对象"产生内化的过程,因此,在此基础上提出的健康教育的概念突出了教育对于改变行为的价值以及个体在改变行为方面的自愿性。

上述概念强调了健康教育的核心是促使个人或群体改变不利于健康的行为与生活方式,并且认为要实现改变行为的目标,首先要使个体或群体掌握卫生保健知识,提高认知水平,建立起追求健康的理念和以健康为中心的价值观,在获得信息、提升认识的前提下再由个体决策行为改变与否。此外,这个概念还突出了信息传播和行为干预等针对个体的教育方法是健康教育的主体手段。

国内学者、健康教育工作者在健康教育理论研究方面,主要贡献体现在两个方面,一是将国外健康教育及健康行为相关理论在中国文化背景下的验证,如设计验证不同健康教育方法在特定区域、特定健康行为干预中的效果,验证健康传播理论在具体健康信息传播中的表现形式，以及健康信念模式、行为改变阶段理论等在高血压患者用药依从性、控烟、糖尿病患者行为干预中的运用情况等；二是基于健康教育理论，为国家、地方发展健康教育事业，服务大众健康提供技术支持和决策依据，如为国家和地方卫生发展规划制定提供信息，为国家综合健康发展项目提供信息等。

第三，健康促进。在中国健康促进概念的引入与健康教育理念进入几乎同步，均为 1980 年代中期。因此在后续无论是理论研究还是实践，均难以将二者割裂。从学科角度讲，大多数国内学者认同健康教育是一门独立的学科，有其理论体系，但健康促进更应被看做是一个公共卫生策略，而非单一学科。20 世纪 90 年代中期世界银行贷款卫生Ⅶ项目，尽管内容不仅仅局限于健康促进，但在国内开启了行为危险因素监测的先河，并且也是首次以健康促进命名项目，将控盐、运动等行为生活方式作为心血管疾病的重点干预内容。同时期启动的健康促进学校项目，则更好地诠释了健康促进的内涵，将健康政策、环境支持、学校健康教育融为一体，促进学生健康。

中国地域辽阔，健康问题层次较多，既存在新老传染病的威胁，也存在部分地区妇幼健康、营养仍是重要健康问题，同时面临巨大的人口老龄化和慢病的压力。近三十年来，中国健康促进理论的进展侧重于将核心理念运用于中国实际情况的探索，如创建卫生城市、健康城市建设、烟草控制、艾滋病防控、结核病防控、慢病防控综合示范区项目等。

7. 新中国爱国卫生运动的开展与成就

爱国卫生运动诞生于新中国成立之初，为应对旧社会及战乱遗留的城乡环境卫生脏乱和遏制传染病严重流行的状况，各地党和政府广泛发动开展群众性卫生活动，1949 年 10 月，因察北地区发生鼠疫，政务院成立中央防疫委员会；1952 年初的抗美援朝战争时期，美国使用生物武器，在朝鲜和我国境内部分地区投下了带有致病微生物的昆虫、老鼠等生物。为此，1952 年 3 月政务院决定重新组建中央防疫委员会，同年 12 月改名为中央爱国卫生运动委员会，时任国务院总理周恩来担任第一届中央爱国卫生运动委员会主任。按照中央的要求，各级政府、各部门、各单位从上至下均建立爱国卫生运动委员会，广泛组织城乡居民和单位职工开展大扫除、清环境和灭蝇、灭蚊、灭蚤、灭鼠以及杀灭其他病媒昆虫的工作。毛泽东主席亲自发出号召："动员起来，讲究卫生，减少疾病，提高健康水平，粉碎敌人的细菌战争"。从此在全国范围内开展了轰轰烈烈的爱国卫生运动。1998 年 8 月，国务院决定将中央爱国卫生运动委员会改名为全国爱国卫生运动委员会。

由于这项活动的诞生背景特殊,使其名称带有厚重的政治色彩,"爱国卫生运动"中的"爱国"意为要求将相关卫生工作从爱国的高度来重视和认识,"卫生"点明了工作的内涵,"运动"则阐明了动员群众的工作方法。

抗美援朝战争取得胜利后,党中央和国务院继续将爱国卫生运动作为新中国卫生工作的主要举措持续推进,并在各个历史时期,显示出它的促进健康、移风易俗,改造国家的伟大作用,取得了丰硕的成果。20 世纪五六十年代,在全国各地大力开展的爱国卫生运动,要求从整治环境卫生、消灭"四害"做起,普及卫生常识,消灭各种疾病及其发生、流行因素,增进人民的健康。全社会和广大群众积极响应,取得了重大成就。1966—1976 年的十年文革期间,爱国卫生运动和其他工作一样遭遇了挫折。文革结束后的 1978 年国务院重新成立中央爱国卫生运动委员会,并发出了《关于坚持开展爱国卫生运动的通知》;中央爱卫会在山东烟台召开全国爱国卫生运动现场交流会,指出当前爱国卫生运动的任务是:城市重点整治环境卫生,农村管好水、粪,标本兼治。全国各地党委和政府积极响应中央爱卫会的号召,迅速恢复爱卫会及其办公室等组织网络,以整治环境卫生、饮用水管理、人畜粪便管理等为重点的爱国卫生运动又在全国城乡轰轰烈烈地开展起来了。

以国务院 1989 年下发的《关于加强爱国卫生工作的决定》为标志,我国爱国卫生运动进入一个新阶段。该决定再次强调,"用开展群众性爱国卫生工作的办法,同疾病作斗争,是我国创造的成功经验"。针对改革开放后全国各地全面掀起的经济发展高潮所带来的对环境负面影响、部分传染病的高发以及群众健康意识不强等问题,要求进一步加强爱国卫生工作,要继续做好除四害活动、进一步改善环境卫生面貌、落实农村改水任务、发展全民健康教育等重点工作。

根据国务院《关于加强爱国卫生工作的决定》的要求,为推动城市基础设施建设与卫生管理水平提高,经国务院领导批准,全国爱卫会从 1989 年开始在全国开展创建国家卫生城市活动。在上世纪 90 年代期间全国爱卫会组织 4 次全国城市卫生大检查,之后又通过申报制的方法命名了一批城市、区、镇为"国家卫生城市"、"国家卫生区"、"国家卫生镇(县城)";同时,各省、自治区和直辖市也组织开展了创建省级卫生城市、区、镇、街道等活动。通过各级卫生创建活动,全国城市乡村面貌和环境卫生质量有所提高,为改善人民群众的生产、工作、学习和生活的环境质量做出积极的贡献。为了使城市卫生检查活动长期、规范开展，并将此项工作不断向科学化、常态化推进，全国爱卫会先后制定颁发了国家卫生城市、区、镇的标准及其管理办法。卫生创建已经成为爱国卫生运动新的形式和平台。

2014 年 12 月国务院印发了《关于进一步加强新时期爱国卫生工作的意见（国发〔2014〕66 号）》，就做好新形势下的爱国卫生工作提出明确要求。这是国务院时隔 25 年又一次专题印发指导开展爱国卫生工作的重要文件。中共中央政治局常委、国务院总理李克强作出重要批示，批示指出："爱国卫生运动对于预防和减少疾病、改善城乡环境卫生面貌、提高全民文明卫生素质，发挥了不可替代的作用。各地区、各部门要围绕解决影响群众健康的突出问题，结合深化医改，以改革创新的精神推进新时期爱国卫生运动，牢固树立公共卫生意识，加强爱卫会组织和基层医疗卫生服务体系建设。继续大力实施源头控制，坚持以人为本、群防群控；大力开展整治行动，推进卫生村镇、社区和城市建设；大力倡导健康生活方式，减少疾病发生和传播，为建设健康中国、造福广大人民群众作出新贡献。"

在 20 世纪 80 年代，欧美国家发起建设健康城市的行动，并迅速得到许多国家和城市的相应，目前约有 4500 个城市开展健康城市活动。我国卫生部于 1994 年与世界卫生组织合作，在北京市朝阳区、上海市嘉定县等地开展健康城市合作项目，之后又有部分城市和地区加入项目；2007 年全国爱卫办又在上海、杭州、大连、苏州、张家港等 6 个城市、北京的 2 个区和上海的 2 个镇开展了建设健康城市试点，同时一些国内城市也自发地开展健康城市建设。全国和地方爱国卫生运动委员会组织开展健康城市行动，使传统的爱国卫生工作的内涵有了新的拓展，在创建卫生城市的基础上又有了新的更高的平台。

爱国卫生运动是中国特色公共卫生事业的显著标志之一，即：全社会动员、全民参与、创造一个促进和维护健康的环境。这就是所谓的健康促进的核心理念。正是通过我国普遍开展的爱国卫生运动，使得安全饮用水、家庭卫生厕所使用率大幅度增加，为肠道传染病、寄生虫、人畜共患病预防做出了不可磨灭的贡献；据统计，农村自来水普及率由 2009 年的 68.4% 提高到 2010 年的 71.2%；农村家庭卫生厕所普及率由 1993 年的 7.5% 提高到 2012 年的 72%；此外，人均住房面积增加，有利于呼吸道传染病预防，中国人均住房面积从 1979 年的 3.6 平方米，增加到 2000 年 19 平方米，到 2010 年，我国人均住房面积已达 27 平方米。

8. 新中国人群健康状况的改善与提高

第一，中低收入国家的经济状况达到了中高收入国家的健康水平。我国仍处于社会主义初级阶段，人均国民收入达到了 6890 美元（2009 年），属于中低收入国家水平（同年世界平均水平为 10 597 美元），卫生费用仅占 GDP 的 4.3%，与高收入国家相比（11.1%）仍有巨大差距，每万人医师数量（14 人）也远低于高收入国家（29 人）。尽管我国医疗投入有限，人口众多，但我们利用这有限的资源为人民群众创造了中高水平的健康收益。我国居民的平均期望寿命（男 72 岁，女 76 岁）已到达甚至超过了中高收入国家水平（男 68 岁，女 75 岁）。婴儿死亡率、5 岁以下儿童死亡率、孕产妇死亡率均达到或接近了中高收入国家水平。

第二，儿童健康明显改善。孕产妇死亡率和婴儿死亡率是反映社会卫生事业发展的敏感指标。在过去的六十年里，我国孕产妇死亡率呈直线下降，由建国初期的 1500/10 万，下降到 2011 年的 26.1/10 万（农村 30.1/10 万），与六十年前比，下降了 98% 以上；婴儿死亡率同样呈现明显的下降，1949 年是 200‰，到了 2011 年仅为 12.1‰（农村 16.1‰）。此外，我国妇女的住院分娩率从 1985 年 43.7%，上升到 2011 年 98.7%，农村地区也达到了 96.7%；5 岁以下儿童死亡归因于儿童营养不良的比例由 2000 年的 22% 下降到 2010 年的 13%；5 岁以下儿童低体重率和生长迟缓率明显下降，低体重率由 1990 年 13.7%，下降到 2010 年的 3.6%；生长迟缓率在 1990 年 33.1%，2010 年为 9.9%；2006 年公布的第四次儿童体格发育调查结果显示，6 岁儿童身高比 30 年前增加了 6 厘米，体重增长近 3 千克；全国报告免疫接种率从上个世纪末的 85% 上升到现在的 95%。总之，以上数据均表明，我国儿童健康得到了明显改善。

第三，传染性疾病得到有效控制。通过六十年的不懈努力，我国传染病大规模的暴发、流行减少，死亡明显降低，甲乙类传染病发病率由 1970 年 7157.5/10 万，下降到 2012 年 238.8/10 万；甲乙类传染病死亡率由 1959 年 56.0/10 万，下降到 2012 年 1.2/10 万；传染病导致的死亡死因顺位从第一位降到第八位；疫苗针对疾病、虫媒传染病、肠道传染病大幅下降。1994 年出现最后一例本土脊灰（西太区为 2000 年）；2006 年 WHO 宣布中国率先消灭丝虫病；1961 年后无天花（全球 1978 年消灭天花）；生物地球化学性疾病及地方病控制成效显著。传染病控制取得了显著成就，离不开一代代公共卫生人的辛勤工作与无私奉献。

第四，慢性病防治工作得到加强。随着社会经济的发展，我国逐渐步入老龄化社会，慢性病成为威胁我国国民健康的主要疾病。近几十年来，我国慢性病防控工作取得了显著进步。在 80 年代，全国肿瘤、脑血管防治办公室成立，开始有针对性地对肿瘤和脑血管病进行防控；1994 年，卫生部防疫司增设了慢病处，意味着我国疾病防控工作的重点已由单纯控制传染性疾病逐步向慢性病防控转变；1996年的世界银行贷款卫生七项目（健康促进项目）的实施和1997年卫生部慢性病社区防治示范点项目的开展，有力地推动了我国的慢病防治工作；1998年开始，全国各地开始大力发展社区卫生服务，使之成为老百姓健康的"守门人"；2002年，中国疾病预防控制中心（CDC）成立了慢病防治中心，强化了CDC在慢病防控中的职责，各级CDC机构在慢病防控中逐渐发挥重要作用；同年，卫生部心血管病防治研究中心成立，加强了心血管病防治的科学研究；2009年，中编办批复成立国家癌症中心和国家心血管病中心，成为首个国家级癌症和心血管病综合防治与管理机构。以上各级医疗、科研机构在慢性病防治工作中做出了不懈努力，探索了适合我国慢性病防治的战略，使得我国慢性病防治战略在过去的20年中发生了重大转变，主要体现在六个方面：从专家行为向政府行为转变、从治疗为主向预防为主转变、从大医院为主向基层为导向转变、从城市向城乡并举转变、从卫生部门主导向全社会共同关注转变、从专业行动向群众运动转变，形成了我国以社区为基础、社会参与、政府负责、关注农村、强调个人技能提高为特点的慢性病防治体系。

对我国未来慢性病防控工作的目标、措施、重点人群、手段等，目前已有了比较统一的专家共识。我国慢性病防治目标可总结为1升（提升居民健康行为水平）、2早（早诊断、早治疗）、3降（降低发病、降低病死、降低病残）；慢性病的防控重点面向三个人群：一般人群、高风险人群、患病人群，关注控制危险因素、早诊早治、规范化管理这三个环节；主要运用三种手段，即健康教育与健康促进、健康管理、疾病管理。重点关注心脑血管病、癌症、糖尿病、慢性呼吸系统疾病等四种疾病；血压升高、血糖升高、血脂异常、超重/肥胖等四种主要生物指标，烟草使用、不合理膳食、体力活动不足、过量饮酒四种慢性病重要的危险因素，应开展针对性的干预。

第五，医疗保障体系的建立。新农合、城镇居民和城镇职工医保制度的建立是我国医疗卫生体制改革取得的重要成就。到2011年底，全国城乡参保人数超过95%，新农合参合超过8亿人，人均筹资246元，其中财政补助210元，个人缴费36元；2011年参合受益13.15亿人次，住院补偿超过7000万人次，门诊补偿超过10亿人次；同时，建立了农村医疗救助制度，对于新农合补偿后个人医疗费用仍难以承担的再适当医疗救助；城镇居民医保和职工医保参保4亿多人；农民工、灵活就业者、困难企业职工正逐步纳入基本医保。再加上医疗救助险、各种商业保险，我国已经基本形成了医疗保障体系的全覆盖。

第三章

中国公共卫生的现状

第一节　中国的卫生工作方针

新中国成立六十多年来，卫生工作方针经历了多次变化。1950 年 8 月，中央人民政府卫生部和军委卫生部联合召开的第一届全国卫生会议上，确定了新中国卫生工作的方针是：面向工农兵、预防为主、团结中西医。1952 年 12 月在第二届全国卫生会议上认真总结了反对细菌战、开展爱国卫生运动的成绩和经验，根据周恩来总理的建议，增加了"卫生工作与群众运动相结合"，形成了新中国卫生工作四大方针。"预防为主"方针的确立，指明了新中国卫生工作的方向，要求全体医疗卫生工作者不但要勤勤恳恳地为人民治好病，而且要发动群众主动地与疾病作斗争，这种主动的斗争就是预防。所以，治疗与预防兼顾、以预防为主的方针，是根据为人民服务这一出发点而提出的。20 世纪 50 年代至60 年代初期我国在卫生工作上取得举世瞩目的成就，贯彻执行"预防为主"的方针是重要原因之一。

随着历史的变迁，社会的发展，40 年前制定的卫生工作四大方针，逐渐显露出与新时期改革发展的需要不相适应的特点，1991 年 4 月 9 日第七届人大四次会议批准的《国民经济和社会发展十年计划和第八个五年计划纲要》中，明确提出了卫生事业贯彻"预防为主、依靠科技进步、动员全社会参与、中西医并重、为人民健康服务"的方针。卫生部在贯彻这一方针时，提出了以农村卫生、预防保健和中西医结合为我国卫生工作发展的战略重点。

1997 年 1 月 15 日，中共中央、国务院关于卫生改革与发展的决定中，再次确立了中国新时期的卫生工作方针是："以农村为重点、预防为主，中西医并重，依靠科技与教育，动员全社会参与，为人民健康服务，为社会主义现代化建设服务。"这就是建立在对中国卫生国情"低水平、广覆盖"认识基础上的"两为"工作方针。在一个相当长的时期内，指导与推动着中国卫生工作的持续发展。

2016 年 8 月 19—20 日全国卫生与健康大会在北京召开。这是新世纪以来我国召开的第一次卫生与健康大会，也是在全面小康决胜阶段召开的一次重要大会。习近平总书记发表重要讲话，他明确了卫生与健康工作在党和国家事业全局中的重要位置，深刻阐述了推进健康中国建设的重大意义、指导思想和决策部署，提出了保障人民健康的迫切任务和历史使命，为我们继续开拓中国特色卫生与健康事业指明了前进方向，划定了基本遵循，是我国卫生与健康事业发展史上的里程碑。会议上明确提出了新时期卫生工作方针，这就是："以基层为重点，以改革创新为动力，预防为主，中西医并重，将健康融入所有政策，人民共建共享"。"以基层为重点"不仅涵盖了农村，也涵盖了城镇社区，更全面地体现了基层卫生工作是我国医改重点的认识；"以改革创新为动力"是贯彻落实创新、协调、绿色、开放和共享五大发展理念的体现；"预防为主、中西医并重"是原有方针的内容，体现了中国特色的卫生事业和工作方针；"将健康融入所有政策"说明健康影响因素的复杂和涉及多部门的合作；"人民共建共享"是我国医改的最终目标。

第二节　中国的卫生服务体系

一、中国的卫生系统

新中国建立以后，中国迅速建立起覆盖城乡的卫生系统。随后，根据实际工作的需要，中国卫生系统发生过多次的变革。尤其是近 20 年，中国卫生系统筹资、管理、服务体系上不断磨合调整，逐步完善。

图 4 展示了中国当前卫生系统的架构。中央和地方政府获得税收形成公共财政。公共财政中规划给卫生系统的资金，一部分通过卫生行政部门等与卫生相关的政府机构，补贴公立的卫生服务机构（疾病预防控制中心、妇幼保健机构、医院和社区卫生服务机构），另一方面则用于补贴城乡居民医疗保险和医疗救助这两个医疗保障计划。在城市正式单位工作的中国公民缴纳职工基本医疗保险的保险费。中国公民还可以自由购买商业医疗保险。当参保人利用医疗服务时，各类医疗保险给参保人报销一定的医疗费用。各类卫生服务机构在财政补贴和（或）医疗保险费用支付的支撑下运转，为中国公民提供卫生服务。

二、中国的卫生服务体系

与世界各国的卫生服务体系一样，中国的卫生服务体系向民众提供公共卫生服务和医疗服务。中国的卫生服务体系由四类组织构成（图 5）：各级疾病

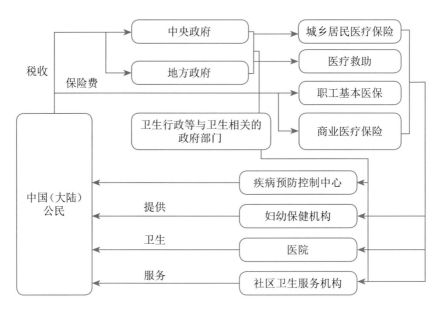

图4 中国的卫生系统

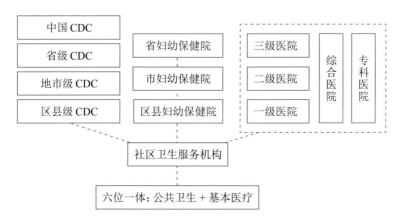

图5 中国卫生服务体系的基本结构

预防控制中心（CDC）、各级各类医院、各级妇幼保健院和社区卫生服务机构（在农村为乡镇卫生院和村卫生室）。截至2014年，中国拥有各级疾病预防控制中心3490个，妇幼保健机构3098个，医院25 860家，社区卫生服务机构34 238个，乡镇卫生院36 902所，村卫生室645 470个。在卫生服务体系内工作的人员达到10 234 213人，其中，执业（含助理）医师2 892 518人，注册护士3 004 144人。

CDC提供公共卫生服务，包括疾病预防与控制、突发公共卫生事件应急处置、疫情及健康相关因素信息管理、健康危害因素监测与干预、实验室检测检验与评价、健康教育与健康促进等。此外，CDC 还开展疾病预防控制工作业务与技术培训，提供技术指导、技术支持和技术服务，开展应用性研究，开发引进和推广应用新技术、新方法，指导和开展疾病预防控制工作绩效考核与评估。

各级妇幼保健机构的基本职责是面向妇女儿童提供公共卫生服务和基本医疗服务。其中，公共卫生服务包括：开展妇女保健服务和儿童保健服务；指导和开展本辖区的妇幼保健健康教育与健康促进工作；负责本辖区孕产妇死亡、婴儿及 5 岁以下儿童死亡、出生缺陷监测等信息的收集和分析。而妇幼保健机构提供的基本医疗服务包括：妇女儿童常见疾病诊治、计划生育技术服务、产前筛查、新生儿疾病筛查、助产技术服务等；根据需要和条件，开展产前诊断、产科并发症处理、新生儿危重症抢救和治疗。2014 年，全国妇幼卫生机构诊疗的门诊人次达 2.3 亿，出院人次为 870.3 万。

医疗机构提供临床服务。中国临床医院按照收治病例范围的宽窄可以分为"综合医院"和"专科医院"；按照医院的规模大小，可以分为一级、二级和三级医院，三级医院规模最大。就理论上的功能定位而言，级别低的医院诊疗病情较轻的病例而级别较高的医院诊治病情较重的病例。但是，中国的医院基本上同时提供门诊服务和住院服务，兼之在当前的政策框架下中国居民就医并没有严格的社区首诊制度和逐级转诊制度，故此，不同级别之间的医院出现功能的重叠，彼此之间缺乏合作。2014 年，全国各级各类医院诊疗的门诊人次达 29.7 亿人，出院人次达 1.5 亿。

社区卫生服务机构以社区、家庭和居民为服务对象，提供初级保健服务，既包括基本公共卫生服务（如居民健康信息管理、健康教育、传染病、地方病和寄生虫病预防控制、慢性病预防控制、精神病筛查和社区管理、妇女保健、儿童保健、老年保健、计划生育技术咨询指导、协助处置辖区内的突发公共卫生事件等）；也包括基本医疗服务（如一般常见病、多发病诊疗、护理和诊断明确的慢性病治疗；社区现场应急救护；家庭出诊、家庭护理、家庭病床等家庭医疗服务；转诊服务；康复医疗服务等）。2014 年，中国城市的社区卫生服务机构诊疗人次接近 6.9 亿，农村乡镇卫生院和村卫生室诊疗人次超过 30 亿。

在中国的卫生服务体系中，CDC、妇幼保健、社区卫生服务机构及半数以上的医院都是公立机构。这些公立机构往往按照行政区划设置，例如，CDC 系统包括国家、省、地市和区县级；妇幼保健机构有省、市和区县级。在机构职能上看，CDC 与医院交叉的部分较少，但妇幼保健机构与 CDC 和医院分别有职能交叉之处。

第三节 中国的公共卫生教育

百余年来,中国公共卫生教育经历了萌芽与发端、创建与停滞、恢复与重建、机遇与发展几个阶段,为中国公共卫生事业培养和输送了大批公共卫生专业人才。在不同阶段,学科名称从预防医学到公共卫生与预防医学,培养院校从少到多,招生规模从小到大,课程设置从单纯生物医学到生物医学与社会科学相结合,毕业生去向由单一到多元。进入 21 世纪,中国公共卫生教育已建立起结构较为完善、层次多元、数量巨大的公共卫生专业人才培养体系。如今,中国公共卫生教育担负起以保障和促进公众健康为宗旨的公共事业,培养高级专业人才的使命。

一、萌芽与发端(1907—1949 年)

1907 年,德国江哥斯博士在上海德文医学堂开始讲授卫生学课程,1913 年开设卫生学馆。1914 年,私立华西协合大学在医科中开设"卫生学与卫生公学"课程,1936 年设立卫生系。1921 年,北京协和医学院 Grant(兰安生)开展面向大众的卫生工作。1932 年,陈志潜等创建以民众健康教育和实践为主要内容的著名"定县模式",对基层卫生保健的认识和推广,比 1977 年世界卫生组织提出的"2000 年人人享有卫生保健"的计划早 40 多年,他所创立的定县农村卫生保健作为一种模式,在世界范围特别是发展中国家普遍推广。1931 年抗日战争爆发,大批难民、伤员的出现使传染病和感染性疾病高发,北平、上海、重庆等大城市综合大学的医学院,陆续开设了卫生学系,招收了少量卫生专业学生。1940 年,在延安创办的中国医科大学,开设了预防医学专业,培养了一批卫生专业人才,为建国后预防医学专业教育的开展打下了基础。

二、创建与停滞(1950—1978 年)

新中国成立初期,中国广大民众在饱受战火摧残之后贫病交加,各种疫病广泛流行,繁重的防治工作急需大量专业人才。1950 年 8 月,中央人民政府卫生部和中央军委卫生部联合召开的第一届全国卫生会议,确定的新中国卫生工作方针是:面向工农兵、预防为主、团结中西医。从此,"预防为主"确立为我国卫生工作的基本方针。随后在中国医科大学、北京医学院、上海医学院、四川医学院等 10 所院校设置了卫生学系。以北京医学院为例,建系时设有流行病、妇幼卫生、实用营养、生物统计、卫生教育与学校卫生、工业卫生6个教学组。1952年,参照原苏联预防医学教学的组织经验改为流行病学、环境与工业卫生学、妇幼卫生学、实用营养学、保健组织卫生行政与卫生教育学、医学统计学6个教研室。1954年8月,卫生部召开第十届全国高等医学教育会议,确定1955年起预防医学专业学制为5年。1955年初,卫生部决定将布点于9所大学的卫生学专业调整合并为6处。同年秋,按全国六大行政区划分,设立北京医学院卫生系、哈尔滨医学院卫生系、山西医学院卫生系、上海第一医学院卫生系、武汉医学院卫生系、四川医学院卫生系。同年,全国招收卫生学专业学生1702人。1958年"大跃进"时期,全国17个省、市的17所医学院校先后建立卫生系,到1962年夏,这17个卫生系又先后被撤销,仍只保留原6个卫生系,直到1966年。1966年至1976年"文革"期间,卫生专业教育和其他专业教育一样受到严重冲击,学制改为三年,招生人数减少,对原有教学计划和教材进行了压缩和删改。其间1973年以后,由于卫生保健人员奇缺,少数省市在其所属的医学院校增设卫生学专业,招收了一些学生。

三、恢复与重建(1978—2000年)

1978年全国恢复高考招生制度,卫生学专业教育进入新的时期。改革开放之后,卫生学教育事业蓬勃发展,原6个卫生系的教学质量不断提高。1981年,四川医学院在全国创办卫生检验专业,武汉医学院增设环境医学专业。

从1985年起,各地学院升格为大学,同时学系升格为学院。1985年4月,哈尔滨医科大学卫生系升格为公共卫生学院,设有卫生、卫生检验、卫生管理、营养与食品卫生4个专业,共15个教研室。继之,北京医科大学、上海医科大学、华西医科大学、同济医科大学的卫生系都升格为公共卫生学院。同时各地医学院校纷纷建立公共卫生学院或系。到1995年,全国共有公共卫生学院(系)共41个,招生总数达5753人。同时扩招硕士研究生。1993年,我国开始招收第一批公共卫生与预防医学博士研究生。到1998年,中国公共卫生与预防医学专业已培养硕士生648人、博士生32人。20世纪90年代初期到2000年,我国高等医药院校从规模到设置都发生了一系列变化。尤其是2000年,许多原来独立设置的高等医药院校与综合性大学合并,北京医科大学并入北京大学,上海医科大学并入复旦大学,华西医科大学并入四川大学,同济医科大学与华中理工大学和武汉城市建设学院合并为华中科技大学,这些学校的公共卫生学院也成为综合大学的组成部分。

四、发展与机遇（2000 年至今）

2000 年，中国经过 20 余年改革开放，迫切需要大批高质量的公共卫生管理人才，特别是 2003 年 SARS 危机之后，公共卫生成为家喻户晓的热门话题。公共卫生相关专业招生规模也顺应社会需求相应逐步扩大（表 1）：2000 年预防医学本科招生 2675 人，2010 年招生为 6565 人，10 年间扩大了 2.5 倍，尤其是 2002 到 2005 年增幅较大，从 3164 人增加到 6066 人。此外，卫生检验专业每年大约招生 1000 余名。由于卫生检验专业人才需求量大，一些学校扩大了这一专业的招生规模。

到 2013 年底，全国有 84 所高等院校开办预防医学专业，教育部统一规定预防医学专业学制为 5 年，达到学业要求后，授予医学学士学位。遵照学生个性化培养原则，部分院校实行了 5~7 年的弹性学习制度。学生主要学习基础医学、临床医学、预防医学等学科理论知识，接受医学研究设计与统计分析、卫生检测技术、疾病预防控制技术等基本方法训练，使之具备传染病与职业病控制、环境卫生与食品卫生监测与监督、卫生管理等工作的基本能力。另外，有 60 余所高校举办卫生检验专业或预防医学专业的卫生检验方向。2012 年教育部再次调整本科专业目录，将卫生检验专业调整至医学技术类，并更名为卫生检验与检疫专业，学制为 4 年，毕业后授予理学学士。各校根据自身实际实行 4~5 年的弹性学习年限。由于教育部对卫生检验专业进行多次调整，多年来，该专业在专业类别、学制、学位等方面在各高校之间存在一定差异。

表 1　2000—2010 年预防医学、临床医学专业招生数

年份	临床医学专业	预防医学专业	年份	临床医学专业	预防医学专业
2000	89 468	2675	2008	175 221	5239
2002	105 815	3164	2009	202 892	6066
2005	147 726	4417	2010	219 549	6565
2006	155 242	4641			

五、现状与挑战

经过百余年的发展，中国公共卫生教育已形成本科、硕士和博士研究生教育的多层次结构。截至 2016 年底，全国有 93 所高校开设 5 年制的预防医学专业本科教育，五年四段式本科教育是我国公共卫生教育的主体，即：第一段主

要进行大学公共基础课程教育，第二段为基础医学课程教育，第三段进行临床医学教育，第四段进行公共卫生专业教育，毕业后授予医学学士学位。大部分高校以基础医学、临床医学、预防医学为主干学科。核心课程通常包括：流行病学、卫生统计学、健康教育学、职业卫生学、环境卫生学、营养与食品卫生学、卫生事业管理、卫生毒理学、儿童少年卫生学和妇女保健学。13所大学设公共卫生科学博士学位授权点。40余个公共卫生学院开展非全日制和全日制的公共卫生专业硕士（MPH）教育，全国公共卫生学院每年招收本科生7000人左右、硕士生1500人左右、博士生400人左右，学生毕业后主要在疾病预防控制中心、卫生监督执法机构、医疗机构、环保部门、出入口检验检疫部门、科研院所、高等学校、卫生行政部门以及企业等从事相关工作。

随着科学技术的迅猛发展，人类生产生活方式以及赖以生存的环境正经历深刻变革。工业化、城镇化、信息化、全球化以及人口老龄化进程，对公众健康提出诸多前所未有的挑战。而来自气候变化、生态改变、环境恶化、食品安全、职业危害、恐怖主义等的危害，以及新发传染病暴发流行与慢性非传染性疾病的双重威胁，使人们不得不更加深入地思考，如何在当前情况下，培养适应社会迅速变革的高素质公共卫生专门人才，使之更加有效地应对全球性公共卫生新挑战。

第四节　中国的公共卫生科学与技术

一、传染病预防与控制的研究

全世界60亿人口中，每小时约有1500人死于传染病，其中大部分发生在发展中国家。随着我国社会经济的发展、生态环境的改变、社会就业机制和分配机制的改变，传染病的发生出现了新的规律和变化。我国面临着有些已控制的传染病卷土重来，如结核、脊髓灰质炎；重要传染病依然活跃，发病率不断上升，具有潜在突发和暴发流行的危险，如AIDS、肝炎、流行性出血热等；新发传染病不断出现，如SARS、禽流感等。针对这些传染病的现状，主要开展了以下一些研究：研究重点传染病流行病学特点和相关生物基因变异规律；对现有重要传染病的疫苗进行大面积接种疫苗效果的评价；研究重要传染病的鉴别诊断技术、诊断试剂特别是快速诊断技术的发展和研究；积极开展针对性传染病疫苗的研制等。

二、慢性非传染性疾病预防与控制的研究

在中国 80% 的死亡和 86% 的疾病负担来自慢性非传染性疾病。每年约600 万人口死于烟草暴露；每年约 320 万人口死于缺乏运动；每年约 230 万人死于酒精的有害使用；不健康的膳食结构使心血管疾病和肿瘤呈上升趋势；每年至少 280 万人死于超重或肥胖；高胆固醇血症每年可导致 260 万人死亡；癌症相关感染造成每年至少 200 万癌症病例产生。而且，这些危险因素还在持续上升，使我国慢性非传染性疾病的发病持续上升的势头没有得到有效的遏制。针对我国慢病发生发展的特点，主要开展了以下一些研究：慢性病流行病学发病与分布特征的研究；慢性病病因及其危险因素的研究；慢性病发病特征及其发展规律的大型人群队列研究和生物标本库的建设；特殊人群队列（如出生队列、双生子队列）和慢性病专病队列的流行病学研究；慢性病社区综合防治示范区研究项目；慢性病危险因素监测研究和慢性病防治卫生经济学评价等研究。

三、健康环境和建成环境研究

大众生态健康模型告诉我们，人类的健康离不开环境。近年来频发的自然灾害、极端气候现象、环境污染事件、某些传染病的新现与再现、各种伤害的发生无不关系着生存的环境。针对这些现状，开展了以下一些研究：大气、土壤和水的卫生学研究；大气污染专项研究，如 PM 2.5 的研究；土壤中重金属类污染的研究；安全饮用水的研究和水体污染的研究；生态环境及其变化的研究；建成环境的建设及其评价研究等。

四、以证据为基础的公共卫生政策研究

随着循证医学在医药卫生领域的广泛实践和应用，得到越来越多的重视，并逐渐渗透到各个领域。公共卫生服务既要追求效率，更要兼顾公平；公众要求政府行政公开透明的呼声日益强烈。这些都要求公共卫生政策的制定必须从既往的政治、社会舆论和经济条件为主要依据，以及政策制定者的随意性，向着循证实践的模式转变。因此，近年来循证卫生决策的研究、公共卫生信息技术的研究与应用研究、卫生证据的产生、评价与应用研究、卫生经济学评价研究等得到了快速的发展。

历经六十年的发展，我国医学科学技术有了突飞猛进的发展，科学技术的国家级规划和立项不断涌现，例如：国家人口与健康工程、国家重大专项（传染

病和自主知识产权药物研发)、国家 973 和 863 计划、国家科技支撑项目(攻关项目)、国家自然科学基金重大专项、卫生行业重大专项等;国家级的规划和专项大力推动了医学科学研究的深入和发展,研究成果显著,适宜技术不断发展并得到广泛应用,学术论文数量和质量都有了显著提高,在国内外产生积极了影响。2002—2012 年 10 年间,我国科技人员共发表 102.26 万篇国际论文,排名世界第 2,;被引用 665.34 万次,排名世界第 6,比上年度统计时提升 1 位;平均每篇论文被引用 6.51 次,比上年度统计时提高了 4.8%,虽然平均每篇论文被引用次数与世界平均值(为 10.60)相比还有不小差距,但提升速度相对较快。10 年间,我国发表的国际论文中有 14 个学科的论文被引用次数进入了世界前 10 位。

第五节 中国公共卫生实践的主要经验

总结我国公共卫生六十年来的主要经验,可用以下几点高度概括:"政府重视,政策支持;面向人群,预防为主;社会动员,全民参与;适宜技术,科技支撑;群防群控,经费保证"。首先,公共卫生事业是一项公益事业,离不开政府的主导与支持,更需要政策和制度的保障;第二,预防为主的方针贯穿于我国公共卫生六十年发展进程,在人群层面上进行疾病预防控制,是降低各类疾病的有效手段;第三,公共卫生是一项关于全民健康的事业,涉及卫生、农业、环保、教育、科技等多领域,需要全社会动员,多部门协作,更需要全民参与、健康意识的提高和健康行动;第四,随着社会和科技的发展,公共卫生也在探索新的理论和技术,在科学研究的基础上,开发适用于各类人群的适宜技术,才能真正将公共卫生策略、方法应用到人群健康的防护中去;最后,来自政府和社会各界的关注与经费投入,是公共卫生事业可持续发展的基本保障。

一、坚持预防为主的卫生工作方针

"预防为主"是我国卫生工作的一贯方针,也是多年来我国卫生工作经验的高度概括和科学总结。"预防为主"的卫生工作方针,是投入少、收效显著的公益事业,深得人民群众欢迎,已成为建设有中国特色卫生事业的重要组成部分。建立公共卫生机构与队伍、改造城乡的基本卫生设施、实施大规模的免疫接种活动,使我国迅速控制了传染病的暴发与流行,并于 1963 年就成功消灭了天花,2000 年实现无脊髓灰质炎的目标。在历次救灾防病工作中,坚决贯彻"预防为主"方针,根据防病预案开展疾病监测、疫情报告、突发事件处理、食品卫生监督及环境监测等,防止了疫情的发生与流行,确保了大灾之后无大疫。所有这些都为保障我国人民的身心健康、促进社会政治经济的稳步发展起到了十分积极的作用。

二、依靠政府领导、部门协调、社会动员、群众参与

各级政府对公共卫生工作全面负责、动员社会各界团结协作、发动全体民众共同参与是新中国成立以来我国公共卫生事业蓬勃发展的一个重要策略,也是坚持"预防为主"卫生工作方针的基本保障。预防保健和疾病控制事业在我国属于社会公益事业,服务于整个社会和整个人群,这就决定了我国公共卫生事业发展必须依靠政府领导,需要部门间的协调与配合,需要全社会的广泛参与。实践证明,我国公共卫生工作取得显著成就的重要原因,也是我们公共卫生工作的特色所在。改革开放以来,我国政府把搞好防病治病工作作为精神文明建设的重要内容,确定了"政府组织、地方负责、部门协调、群众动手、科学治理、社会监督"的基本工作方针,使卫生防病工作逐步走上了经常化、制度化、规范化和法制化的轨道。

三、加强卫生法制建设

新中国成立以来,特别是改革开发以来,我国加快了公共卫生领域的法制建设步伐,基本形成了与公共卫生事业发展相适应的公共卫生法律体系、公共卫生监督体系。目前,由全国人大常委会审议通过的专门法律有10部,国务院制定发布的卫生专门法规有27项,其中包括《传染病防治法》《国境卫生检疫法》《食品卫生法》《母婴保健法》《献血法》《执业医师法》《职业病防治法》《公共卫生场所管理条例》《尘肺病防治条例》《艾滋病监督管理的若干规定》《放射性同位素与射线装置放射防护条例》《化妆品卫生监督条例》《学校卫生工作条例》《食盐加碘消除碘缺乏危害管理条例》《血液制品管理条例》等。

卫生部根据上述法律、法规制定颁布了400多个规章。地方人大和地方政府根据当地实际情况,也制定发布了大量的地方性配套法规和规章。我国已初步建立起一套既符合我国国情又与国际先进水平相适应的卫生标准体系。据统计,我国颁布实施的各类卫生标准1300多个,涉及范围包括生活饮用水、食品卫生、化妆品卫生、消毒产品卫生、公共场所卫生、劳动卫生、学校卫生、放射防护以及食品、化妆品卫生检验方法、食物中毒及化妆品皮肤病诊断等各个方面。

另外，我们还制定了一系列卫生规范和安全性、功能学评价程序和方法，基本满足了卫生防病工作和公共卫生监督工作的需要。

四、分级负责、分类指导的原则

我国人口多、地域广、情况复杂，各地社会经济发展不平衡，公共卫生工作同其他工作一样不能由国家大包大揽，只有合理划分中央与地方事权，充分发挥中央和地方两个积极性，才能促进公共卫生工作协调有序地发展。

我们一贯采取的原则是，中央政府领导全国卫生工作，负责制定卫生法规、政策和国家卫生事业规划，指导和协调解决全国性或跨省区的重大卫生问题，并采取多种形式帮助地方发展卫生事业；各地方人民政府对本地区卫生工作负全责，将卫生事业纳入本地区社会经济发展总体规划中，并根据中央区域卫生规划指导原则，制定相应的卫生资源配置标准，负责组织本地区卫生规划的落实与实施。中央政府从实际情况出发，根据不同地区、不同特点，分类指导各地开展有针对性的公共卫生工作，使各类地区、不同人群的健康状况都得到明显改善，使"人人健康"策略真正落到实处、收到实效。

五、大力开展爱国卫生运动

爱国卫生运动是中国社会主义卫生事业的一个创造，是政府领导、部门协调、动员全社会参与公共卫生的具有中国特色的工作方式。几十年来，爱国卫生运动对移风易俗、改善城乡环境卫生、提高人民群众的卫生知识和健康水平产生了深远影响。

改革开放以前，我国爱国卫生的重点是定期开展城乡环境卫生的清理。随着改革开放和社会经济的发展，爱国卫生运动的内涵不断丰富，重点不断突出。在农村，各级政府都把改水、改厕工作列入当地发展规划，统筹安排、逐级落实，使之成为 9 亿农民奔"小康"的基础和保障。截至 2004 年底，全国累计农村改水受益人口 88 615.6 万人（其中：当年受益人口 772.4 万人），改水受益人口占农村总人口 93.8%，农村自来水普及率为 60.0%；农村累计使用卫生厕所 13 192.4 万户，其中：当年新增卫生厕所 339.4 万户。农村卫生厕所普及率为 53.1%，粪便无害化处理率为 57.5%。改水改厕及农村卫生工作取得显著成就，有力地保护了农民的健康。在城市，为改变城市卫生基础设施落后、控制环境污染日趋严重等问题，促进城市的文明程度，为人民群众提供一个优美的生存环境，创建卫生城市、卫生城镇、卫生单位、卫生窗口等各种形式的爱国卫生运动，并组织进行考核。

实践证明,这项工作有力推动了城市卫生设施建设和总体卫生水平的提高,在改善投资环境、促进经济建设、促进人民群众文明素质的提高等方面都产生了不可估量的影响。

六、预防保健和疾病控制的组织建设及其人力开发

我国原有的公共卫生机构,是按照国家行政区划设置的,包括卫生防疫站和妇幼保健院(所),分省、地、县三级,受同级卫生行政部门领导,业务上接受上一级业务部门技术指导。县以下的公共卫生机构,包括各级医院的预防保健科、乡镇卫生院的卫生防疫组或独立的预防保健所、厂矿企业保健站和学校卫生室等。2004年末,全国各地的疾病预防控制中心(防疫站)共有3586个(含预防保健中心135个),各级卫生监督所1279个,社区卫生服务中心(站)1.4万个,妇幼保健院(所、站)2997个。疾病预防控制中心(防疫站)卫生人员21.0万人,包括卫生监督所卫生人员36 505人。

我国的公共卫生队伍是一支作风过硬、技术高超、敢打硬仗的队伍,履行着疾病预防与控制、卫生监督监测、健康教育、妇幼保健、应用性科研以及培训等职能,在预防控制传染病、地方病、妇幼保健、突发紧急卫生事件处理以及历次救灾防病工作中发挥了不可替代的作用,为社会稳定、经济发展和人民健康做出了重要贡献。

特别是作为我国卫生服务体系重要组成部分的县、乡、村三级卫生服务网,已成为广大农村人口获得基本卫生保健服务的重要保证,发挥了一网多用、综合服务的整体功能。依靠三级卫生服务网,做到小病不出村、大病不出县,把疾病的预防与治疗落实在基层,成为我国农村实施初级卫生保健的重要载体,使农民群众在卫生服务的可及性、可获得性方面达到基本保证。

我国现有的各类卫生监督人员,在传染病防治、食品卫生、劳动卫生、放射卫生、环境卫生、学校卫生等方面,为提高人民群众的健康水平,促进公共卫生事业发展也作出了十分突出的贡献。

七、大力推行免疫接种预防策略

免疫预防是投资少、效益高的传染病预防手段,是公共卫生基础性的工作。中国政府十分关心儿童健康,重视计划免疫工作。

50年来,中国的免疫预防工作经历了从突击接种到计划免疫两个阶段。20

世纪 50 年代初即在全国免费普种牛痘苗,同时开展了卡介苗(BCG)、百白破混合制剂(DPT)的接种工作。60 年代后,我国研制成功口服脊髓灰质炎疫苗(OPV)、麻疹疫苗(MV)。新中国的免疫预防事业从预防天花起步,应用本国生产的疫苗成功消灭了天花这个给人类造成极大危害的疾病,比全球实现消灭天花早 16 年。我国先后自行研制成功麻疹、脊髓灰质炎、白喉、百日咳、破伤风、卡介苗、乙型脑炎、脑膜炎双球菌、甲型肝炎、乙型肝炎、风疹、水痘等疫苗,基本满足了我国预防儿童主要传染病的需要。正是这些疫苗的开发、推广与应用,使我国传染病的发病、死亡得到大幅度下降,传染病得到有效控制。我国传染病控制、特别是呼吸道传染病的大幅度下降很大程度上是由于大规模实施人群免疫预防策略。中国政府与联合国儿童基金会(UNICEF)合作,于 20 世纪 80 年代初首先在气候炎热的广西、云南、四川、湖北、福建 5 个省(自治区)覆盖 8000 万人口的地区进行了冷链合作的试点工作,1985 年冷链合作项目范围扩大到 14 个省(自治区)覆盖 1.8 亿人口的地区,1986 年进一步扩大到 30 个省(自治区、直辖市,下同),覆盖 10.3 亿人口,为 2600 多个县(区、市、旗,下同)装备了基本的冷链设备,基本上改变了只在冬春季进行突击接种的方式,为城乡开展计划免疫门诊和按周、旬、月、双月接种提供了基本保证。先后于 1988 年实现以省为单位、1990 年以县为单位、1995 年以乡为单位儿童免疫接种率达到 85% 的目标,并于 2000 年完成了消灭脊髓灰质炎证实工作。2002 年卡介苗(BCG)接种率 98.0%,脊髓灰质炎疫苗(OPV3)接种率 98.2%,百白破(DPT3)接种率 98.4%,麻疹疫苗(MV)接种率 97.9%,儿童常规免疫接种率继续保持在很高水平。

第四章

中国公共卫生面临的挑战

进入 21 世纪,随着社会经济的高速发展,由工业化、城镇化、人口老龄化而导致的疾病谱、生态环境、生活方式不断变化,我国逐渐面临多重疾病威胁并存、多种健康影响因素交织的复杂局面,需要解决的卫生与健康问题,既是发达国家所面对的,也是发展中国家所面对的。公共卫生领域也面对诸多挑战,其中就包括:人口学变化、疾病谱改变带来的双重疾病负担、工业化和城市化带来的不良影响、食品药品安全、公共卫生突发事件和健康不公平。

一、人口学变化

1. 人口老龄化

我国面临着严峻的人口老龄化,并呈现出老年人口规模大、老龄化速度快、各地老龄化程度不均衡等特点。截至 2014 年底,我国 60 岁及以上人口达到 2.12 亿,占总人口的 15.5%。预计到 2025 年 60 岁及以上老年人口将达到 3.08 亿,占总人口的 21.1%。人口老龄化伴随而来的是老年人群医疗保健需求的大量增加,以及给健康服务和社会保障体系带来的严峻挑战。第四次国家卫生服务调查报告显示,我国近 50% 的老年人患有各种慢性病,65 岁及以上老年人患慢性病的比例为 64.5%,并且患慢性病和因患病影响生活的老年人比例随年龄升高而增加。更为严峻的是,我们面临的是一个"未富先老"的老龄化社会,老年人口绝对数和相对数的增加将使社会负担日益加重,社会保障资源面临巨大压力。

2. 人口红利期趋于消失

"人口红利"是指一个国家的劳动年龄人口占总人口比重较大,抚养率较低,为经济发展创造了有利的人口条件。从计划生育开始实施到现在的 30 多年里,我国人口呈现出老龄化、少子化的趋势,人口增长率低,劳动力人口比例在降低,人口红利正在消失。人口的老龄化和青壮年劳动力供给速度的持续下降,严重影响劳动力要素供给以及与此相关的社会储蓄和资本积累,从而制约我国经济未来的增长。人口红利期趋于消失的现实,要求我们必须更加注重劳动力人口健康保护,不断改善其健康水平,提高劳动生产率。

二、疾病谱改变带来的双重疾病负担

1. 新发和再发传染病

以甲型 H1N1 流感、人感染高致病性禽流感、西尼罗河病毒病、中东呼吸综合征、埃博拉病为代表的新发传染病,往往具有人兽共患、传播方式多样性、传播速度快、病原体变异性强、人群普遍易感的特点。在全球化背景下,现代化的海、陆、空立体交通网络加剧了传染病在世界范围内快速传播,给我国公众健康也带来了严重威胁。例如,2009 年 3 月起源墨西哥的甲型 H1N1 流感疫情,在不到几个月时间内就播散到全球 200 多个国家,造成全球上万人的死亡,全球旅客量急跌 25%~30%,全球经济损失超过 2 万亿美元。

再发传染病又称死灰复燃的传染病,指曾经得到有效控制、近年来在部分国家和地区重新流行的传染病,如结核病、疟疾、霍乱、登革热、黄热病、白喉等。这类传染病再度流行与病原体变异与耐药性产生、公共卫生削弱、城市化与全球化、卫生与其他基础设施不足、气候改变等因素密切相关,给我国人群健康也带来了严重的威胁。以结核病为例,我国是全球 22 个结核病高负担国家之一,每年新发肺结核患者约 100 万例,耐多药肺结核患者约 10 万例,广泛耐药肺结核患者约 1 万例。

2. 慢性非传染性疾病和伤害

2012 年,我国由慢病导致的死亡已经占到全部死亡的 86.6%。慢病的发病率和死亡率逐年增加,它所造成的疾病负担已占到我国疾病总负担的 68.7%。慢病具有病程长、流行广、费用贵、致残致死率高的特点,为国家带来重大的社会经济负担。当前的慢病疾病负担反映了既往的慢病危险因素暴露水平,而未来的慢病疾病负担则取决于当前的慢病危险因素暴露水平。当前,我国慢病危险因素流行持续上升:现有吸烟人数超过 3 亿,15 岁及以上男性吸烟率高达 52.9%,不吸烟者暴露于二手烟的比例为 72.4%;2012 年 18 岁及以上居民人均酒精摄入量(折合为纯酒精体积)为 3L,饮酒者中有害饮酒率为 9.3%;2012 年居民平均每日烹调用盐 10.5g,远超过 WHO 每人每天摄入量不超过 5g 的标准;2013 年 20~69 岁成年人经常锻炼率为 18.7%;2012 年 18 岁及以上成人超重率为 30.1%,肥胖率为 11.9%;2012 年 18 岁及以上居民高血压患病率为 25.2%;2012 年 18 岁及以上居民血脂异常患病率为 32.3%。

伤害造成不同程度创伤、残疾和早死,消耗巨大医疗费用,削弱国民生产力,在农村的贫困地区,伤害增加了扶贫脱贫工作难度,伤害已成为我国国民经济持续发展的制约因素之一。2014年我国伤害总死亡率为49.70/10万,全国约有65万人死于伤害,居全死因顺位的第五位,占全死因构成的7.67%,是1~44岁人群的第一位死亡原因。男性伤害的死亡率是女性的2.14倍,且男性各年龄组的伤害死亡率均高于女性。城乡人群伤害死亡的前五位原因一致,依次为:道路交通事故、跌倒、自杀、溺水和中毒。

三、工业化和城市化带来的不良影响

随着我国工业化的发展和城市化的进程,大气、土壤、水的环境污染问题日益突出。

(1)大气污染。大气污染物主要来源于火力发电厂、工业企业和各种机动车。近年来,我国出现了区域性严重空气污染,雾霾天气频发。空气中颗粒物(particulate matter, PM)是雾霾的主要成分,其中细颗粒物(粒径≤10微米,PM10)和超细颗粒物(粒径≤2.5, PM2.5)会造成更为严重的健康危害,损害呼吸系统、心血管系统、免疫系统、神经系统和生殖系统,世界卫生组织已将室外空气污染确定为新的致癌物。

(2)土壤污染。重金属是土壤污染中比较突出的污染物,土壤污染中具有显著生物毒性的有汞、铊、镉、铅及类金属砷。土壤重金属污染可造成农作物中重金属含量增加,长期食用可损害人体健康。土壤中持久性的农药残留通过食物链和生物浓缩作用可对人体健康造成影响。

(3)水污染。饮用水资源的污染已经成为我国面临的重要问题,也将严重影响居民的身体健康。我国饮用水中生物性污染和化学性污染并存,但以生物性污染为主,尤其是农村地区,是肠道传染病暴发流行的主要原因。虽然饮用水化学性污染不占主导地位,但化学性污染对人体健康的影响较为严重。

四、食品药品安全

近年来,我国的食品安全形势不容乐观,食品安全存在许多问题。食品安全事件不断发生,如工业用酒精兑制假酒事件、瘦肉精、苏丹红一号事件、三聚氰胺毒奶粉事件等,造成了巨大的社会经济损失和恶劣的影响。以三聚氰胺毒奶粉事件为例,三聚氰胺对人体的生殖、泌尿系统有危害,长期或反复大量摄入可能导致泌尿系统结石的发生,该事件导致29.4万婴幼儿泌尿系统异常,也严重影响了我国食品工业的发展。食品安全事件的频发发生从一定程度上反映了我国在食品安全法律法规建设、食品检验技术手段、风险评估和风险管理等方面存在不足。

近年来重大药品安全事件时有发生,如"梅花 K"黄柏胶囊事件、亮菌甲素注射液事件、"鱼腥草"注射液事件、茯苓山药片假药事件、浙江宁海非法生产毒胶囊事件等,这些都对今后我国的药物监管和药品安全提出了严峻的挑战。

五、公共卫生突发事件

公共卫生突发事件主要包括重大传染病暴发、群体性预防接种反应和群体性药物反应、群体性不明原因疾病、食物中毒、急性职业中毒、生物恐怖事件,以及自然灾害、事故灾难、社会安全事件引发的严重影响公众健康的事件。自然灾害频发、公共安全形势复杂、安全生产工作基础薄弱、输入性传染病的风险增加,这些都容易导致突发公共卫生事件的发生。目前,我国最主要的公共卫生突发事件是传染病暴发和群体性的食物中毒。2014 年,我国报告突发公共卫生事件 961 起(不含动物疫情),其中传染病事件 738 起,食物中毒事件 160 起。大多数公共卫生突发事件涉及相当数量人群,甚至是大量人群。

六、健康不公平

2000 年世界卫生组织对 191 个成员国卫生系统的绩效进行评价,在卫生筹资的公平性方面,我国列第 188 位。我国城市居民和农村居民在健康状况方面存在一定差距。2013 年我国农村孕产妇死亡率较城市高 1.2/10 万,婴儿死亡率较城市高 6.1‰,5 岁以下儿童死亡率较城市高 8.5‰。2009 年城市居民平均期望寿命比农村居民高 5 岁。同时,东部、中部与西部不同区域之间居民健康状况也存在显著差距,东部较好,中部居中,西部较差。由于居住环境恶劣、免疫保护较差、不健康的生活方式等因素,贫困、流动人口等弱势群体的健康不公平尤其突出。

尽管面对诸多挑战,随着社会经济的快速发展,医药卫生体制改革的不断深入,"健康中国 2030"规划的制定和实施,以及出现以组学、系统流行病学、生物医学大数据、大型人群队列、精准医学为代表的公共卫生科学发展的新方向,这些都为我国公共卫生事业未来的发展带来难得的战略机遇。(第六章将做详细介绍)

第五章

新中国公共卫生六十年的主要思考

一、坚持政府主导下的公共卫生事业发展

公共卫生是一项公益事业，政府作为人民利益的保障与提供者，必须要发挥主导作用。我国的医改方案明确提出我国医改的目标是建立健全覆盖城乡居民的基本医疗卫生制度，为群众提供安全、有效、方便、价廉的医疗卫生服务；笔者认为，我国医药卫生体制改革具有以下明显特点：建立制度以保障公益性和公平性；重基础（体系建设）、强基层（队伍建设）、建机制（服务与投入）；逐步实现公共卫生服务均等化。由此可见，政府已经高度重视其在卫生事业中的引领作用，这给我国卫生事业未来的发展提供了良好的政策环境。

二、坚持法律法规制度下的公共卫生工作

法律法规制度的完善是公共卫生工作的根本保障。虽然目前我国已出台众多卫生相关的法律法规，但是，中华人民共和国卫生法的母法一直未能成型，期待在不久的将来，卫生法母法能尽早出台。除此之外，还要积极发展健康的公共政策和规划，认真执行公共政策、法律、行政法规、部门规章，加快我国卫生行业标准的制定并注意和国际的接轨。

三、坚持循证公共卫生决策

循证卫生决策是遵循研究证据制订关于一组病人、一个社区或一个国家医疗卫生法规、政策和方针的决策方式。广义的循证医学不仅仅局限在循证临床实践研究，它在循证医疗卫生决策领域也发挥重要作用。

公共卫生政策和措施的制定需要建立在科学研究的基础上，需要以一定的证据为基础，权衡证据作出选择和判断，同时要考虑个体或社会提供预防服务时的全部经济成本，但经济成本并非首要考虑因素，价值观、政治压力、文化传统等也需要充分考虑，只有在科学证据基础上的循证决策才是安全的、可靠的。

然而，我国循证公共卫生发展也面临着许多问题。主要是由于发展中国家

开展的原始研究太少，使得已有的和正在发展的系统综述对发展中国家（包括中国）的循证实践作用十分有限，与发展中国家优先卫生问题有关的系统综述也很少，很多干预措施虽然经科学证明是有效的，但是没法在资源贫乏的地区实施。这就需要我们在未来加强基于本国人群的公共卫生基础研究，特别亟需建立我国人群队列研究，积累基础数据，发现我国人群特有的公共卫生问题和针对性的解决方案。

四、坚持公共卫生人力资源优先政策

在适当的地方有一支适当的人力资源队伍，具备适当的技能，从事适当的工作（To get the right workers with the right skills in the right place doing the right things）。世界卫生组织 2006 年的报告告诉我们，人力资源配置的第一原则是"适用"。对于公共卫生人才来说，也需要按照适用原则合理配置，使得不同领域的公共卫生工作者，包括服务提供者、管理者、研究者，能各尽其用，又能相辅相成，而非学历越高、职称越高就越有效。

五、坚持公共卫生科技支撑战略

公共卫生具有很强的实践性，其实践的客体是人，因此，任何公共卫生实践都需要通过严谨、科学的评价才能实施。所以公共卫生事业需要强有力的科技支撑。在未来，公共卫生领域的科学研究应重点加强以下几方面：公共卫生基础研究，包括超大型人群队列研究、传染病病原变异研究、环境生态变化与遗传变异交互作用研究；公共卫生的软科学研究；公共卫生信息系统建立与应用：疾病监测报告系统；公共卫生事件监测报告系统；环境与行为危险因素监测系统；病原生物变异监测系统；卫生执法监督信息系统和应急指挥系统等。

六、坚持公共卫生绩效评估的科学化

公共卫生的重要特点：它是一种公共政策，是一种公共产品，是一种社会效益回报周期相对较长的服务。因此，如何评价公共卫生服务的质量和数量就成为一个难题，这就是公共卫生绩效评价。可将绩效管理系统分为绩效标准、绩效测量、进展报告、质量改善过程几个部分；其中绩效测量是绩效评价的难点，可通过过程测量、能力测量、结局测量几个步骤来完成。加强我国的公共卫生绩效评价和相关研究工作势在必行。

第六章
中国公共卫生事业的展望

健康是人全面发展的基础。习近平同志指出，没有全民健康，就没有全面小康。公共卫生是预防疾病、增进人民健康的民生事业。新中国成立 60 多年来，中国在公共卫生领域做出了艰辛的努力，开创了符合国情的公共卫生事业发展之路，取得了举世瞩目的巨大成就。党的十八大以来，我国建立起了世界上规模最大的医疗保健网，基本公共卫生服务均等化水平稳步提高，公共卫生整体实力和疾病防控能力上了一个大台阶。

人民健康仍面临诸多威胁，党和国家加快推动包括公共卫生在内的各项卫生健康事业发展。党的十八届五中全会做出"推进健康中国建设"的战略决策。2016 年我国召开了新世纪第一次全国卫生与健康大会，发布了《"健康中国2030"规划纲要》，并举办了第九届全球健康促进大会，确立了新形势下卫生与健康工作的方针和一系列战略举措，生动描绘了未来一个时期公共卫生事业发展的蓝图。

时代召唤广大公共卫生工作者，把握机遇、迎接挑战，贯彻"健康一生"的理念，在普及健康生活、优化健康服务、建设健康环境和促进全球健康各个方面扎实进取，以更加坚定的脚步迈向未来。

一、中国公共卫生事业的新机遇

1. 人民健康仍面临着多重威胁和复杂局面

正如第四章所详细介绍的，由于工业化、城镇化、人口老龄化而导致的疾病谱、生态环境、生活方式不断变化，当前我国面临多重疾病威胁并存、多种健康影响因素交织的复杂局面，急需解决的卫生与健康问题，既是发达国家所面对的，也是发展中国家所特有：

新中国建立后先后消灭了古典霍乱、天花、人间鼠疫，2000 年又被 WHO 确认为无脊髓灰质炎野毒株感染的国家，麻疹、白喉、百日咳、破伤风等也得到了有效控制，取得了巨大的成就；但一些传统传染病如结核病、艾滋病的防控形势仍严峻，新发传染病风险仍偏高。与此同时，我国慢性非传染病对人民健康构成了新的重大威胁。我国慢性病患病基数大、人数多、增长速度快，现有确诊患者 2.6 亿人。慢性病导致的死亡人数已经占到我国总死亡人数的 85%，慢性病造成的疾病负担占我国疾病总负担的 69%。而危险因素上升趋势决定我国慢性病防治的长期性、艰巨性。

我国 1999—2000 年进入国际公认的老龄化社会。据预测，2025 年 65 岁以上人口系数将达到 14%，进入深度老龄化社会。我国人口寿命在延长，但健康问题不容乐观。快速的社会老龄化对医疗、护理、康复、生活照料、社区服务等都提出了巨大挑战。

我国居民健康行为和素养整体处于较低水平，由不健康生活方式引起的疾病突出。2013 年健康素养监测发现，我国城乡居民健康素养水平为 9.48%，即每 100 个居民中仅有 10 个人具有基本健康素养。2010 年慢性病监测显示，我国 18 岁以上居民 83.8% 从不参加业余锻炼，80.9% 的家庭人均每日食盐摄入量超过 5g，83.4% 的家庭人均每日食油摄入量超过 25g，居民人均每日蔬菜水果摄入量不足 400g 的比例为 52.8%。此外，环境问题、安全问题等也都不同程度地对人民健康产生影响。

2. 公共卫生事业面临难得的战略机遇

公共卫生事业的发展机遇，来自党和人民。随着物质文化水平的提高，人民对健康的需求比以往更加强烈。面对新的形势，党和国家从战略和全局的高度，将人民健康放在优先发展的战略地位，加快推进健康中国建设。2016 年 8 月 19 日召开的全国卫生与健康大会（下简称"大会"），再次强调了预防为主的方针，并提出将"健康融入所有政策"。习近平同志在大会上提出新形势下我国卫生与健康工作方针：以基层为重点，以改革创新为动力，预防为主，中西医并重，把健康融入所有政策，人民共建共享。这不仅是哪一个部门的工作方针，这是国家在卫生健康领域的总方针和总指导，为公共卫生在内的卫生健康工作打下坚强的政治基础。

公共卫生事业迎来了 15 年的重要战略机遇期。2016 年 10 月 25 日印发的《"健康中国 2030"规划纲要》（下简称"纲要"）是今后 15 年推进健康中国建设的行动纲领，在总体战略、指导思想、战略目标上，多次强调了预防为主的方针，并将其贯穿于具体措施。《纲要》指出的四个方面，即经济保持中高速增长、消费结构升级、科技创新支撑、各方面制度更加成熟定型，将在未来十五年给予公共卫生事业发展以重大战略支持。

《纲要》提出了三步走的战略目标：①到 2020 年，建立覆盖城乡居民的中国特色基本医疗卫生制度,健康素养水平持续提高,健康服务体系完善高效,人人享有基本医疗卫生服务和基本体育健身服务,基本形成内涵丰富、结构合理的健康产业体系,主要健康指标居于中高收入国家前列;②到 2030 年,促进全民健康的制度体系更加完善,健康领域发展更加协调,健康生活方式得到普及,健康服务质量和健康保障水平不断提高,健康产业繁荣发展,基本实现健康公平,主要健康指标进入高收入国家行列。③到 2050 年,建成与社会主义现代化国家相适应的健康国家。

《纲要》提出 2030 年达到的具体目标:我国人均预期寿命达到 79 岁,城乡居民达到《国民体质测定标准》合格以上比例达到 92.2%,居民健康素养水平超过 30%,经常参加体育锻炼人数超过 5.3 亿人,重大慢性病过早死亡率比 2015 年降低 30%,个人卫生支出占卫生总费用降至 25% 左右;

3. 坚持公益性提供了坚实的物质保证

中国的公共卫生事业的发展,毋庸置疑需要坚实的物质基础。同时,中国作为十多亿人口的大国,健康公平不仅是一个道德问题,更牵涉人心向背。只有坚持公益性,我们的事业才能获得应有基础,才能确保人民群众公共享有基本健康服务。

党和国家高度重视公共卫生事业的公益性。例如到 2016 年,国家基本公共卫生服务项目补助经费标准已达到人均 45 元,比较 2009 年 15 元的人均补助经费标准提高了 30 元,中央财政累计投入补助经费总额超过了 1062 亿。全国卫生与健康大会提出,坚持基本医疗卫生事业的公益性,让广大人民群众享有公平可及、系统连续的预防、治疗、康复、健康促进等健康服务。

二、"健康一生"的新理念、新目标

习近平同志强调,要坚定不移贯彻预防为主方针,坚持防治结合、联防联控、群防群控,努力为人民群众提供全生命周期的卫生与健康服务。

"健康一生"理念更为"精准":要求我们就生命不同阶段主要健康问题及影响因素实施有针对性的干预。按照这一理念,重大疾病防控仍然十分关键,在此基础上针对不同年龄段生活行为方式、生产生活环境以及医疗卫生服务等健康影响因素,落实预防为主,推行健康生活方式,减少疾病发生。

"健康一生"的理念更为"广谱",要求我们提供公平可及、系统连续的健康服务:在横向惠及全人群,实现全人群健康;在纵向覆盖生命全周期、实现一生健康。按照这一理念,要使全民享有所需要的、有质量的、可负担的健康服务,突出解决好妇女儿童、老年人、残疾人、低收入人群等重点人群的健康问题；要确定若干优先领域，强化干预，实现从胎儿到生命终点的全程健康服务与保障。

三、绘就中国公共卫生事业发展新蓝图

1. 树立大卫生大健康观念，普及健康生活方式

生活方式对人的健康有重大影响，普及健康生活是我国应对一系列健康挑战的有力武器。全国卫生与健康大会提出，要树立大卫生、大健康的观念，把以治病为中心转变为以人民健康为中心。

加强全民的健康教育、健康行为和身体素质，是普及健康生活方式的三个主要方面。在健康教育方面，既提高全民健康素养，又要加大学校健康教育力度。健康教育纳入国民教育体系，作为所有教育阶段素质教育的重要内容。在促进健康行为方面，通过引导合理膳食、开展控烟限酒、促进心理健康、减少不安全性行为和毒品危害，塑造自主自律的健康行为。在提高全民身体素质方面，完善全民健身公共服务体系，广泛开展全民健身运动，加强体医融合和非医疗健康干预，促进重点人群体育活动。

一些数字可以更形象地描述健康生活方式的普及。比如到 2030 年，将基本实现全民健康生活方式行动以县（市、区）为单位的全覆盖；全国人均每日食盐摄入量降低 20%，15 岁以上人群吸烟率降低到 20%；县乡村三级公共体育设施网络基本建成，人均体育场地面积不低于 2.3 平方米，免费或低收费开放；国家学生体质健康标准达标优秀率 25% 以上，等等。

2. 以全人群全生命周期为重点，优化公共卫生与健康服务

我国将从重大疾病防控、计划生育服务管理和基本公共卫生服务均等化三方面，加强覆盖全民的公共卫生服务。重大疾病防控仍是公共卫生服务的关键一环，不仅要降低传统传染病流行、有效应对突发急性传染病，更要加强慢性病的综合防控，实施好慢性病综合防控战略。到 2030 年，我国将实现全人群、全生命周期的慢性病健康管理，总体癌症 5 年生存率提高 15%，12 岁儿童患龋率控制在 25% 以内，全国出生人口性别比实现自然平衡，在提高服务质量的基础上使城乡居民享有均等化的基本公共卫生服务。

少年儿童、妇幼、老年人、残疾人、流动人口、低收入人口等重点人群的健康服务将有效加强。我国将推进多项制度建设，全面加强幼儿园、中小学的卫生与健康工作，有针对性地实施贫困地区学生营养餐或营养包行动，保障生长发育；保障妇幼健康，为老年人提供连续的健康管理服务和医疗服务，努力实现

残疾人"人人享有康复服务"的目标,关注流动人口健康问题,深入实施健康扶贫工程。

3. 将健康融入各项政策,全面推进健康环境建设

习近平同志指出,良好的生态环境是人类生存与健康的基础。我国将在四个方面建设健康环境。

一是切实解决影响人民群众健康的突出环境问题。以提高环境质量为核心,重点抓好空气、土壤、水污染的防治,实行最严格的生态环境保护制度,实施工业污染源全面达标排放计划,建立健全环境与健康监测、调查、风险评估制度,加快国土绿化。

二是深入开展爱国卫生运动,建设健康城市和健康村镇。到2030年努力把我国农村建设成为人居环境干净整洁、适合居民养老的美丽家园;全国农村基本能用上无害化卫生厕所;全国卫生城市数量提高到全国城市总数的50%;建成一批健康城市、健康村镇的示范市和示范村镇。

三是保障食品药品安全。贯彻食品安全法,完善食品安全体系,加强食品安全监管,严把从农田到餐桌的每一道防线,让人民群众吃的安全、吃的放心。

四是完善公共安全体系,努力减少公共安全事件对人民生命健康的威胁。强化安全生产和职业健康,促进道路交通安全,预防和减少伤害,提高突发事件应急能力,健全口岸公共卫生体系。到2030年,我国突发事件卫生应急处置能力和紧急医学救援能力将达到发达国家水平。

4. 实施中国全球卫生战略,促进全球健康

全球卫生与健康领域尽管取得了巨大进步,但仍面临严峻挑战。传统的疾病和健康问题以及健康不平等状况依然突出,人口老龄化加快、跨境流动人口增加、疾病谱变化、生态环境和生活方式变化等又带来新的难题。长期以来,中国认真履行国际义务、参与全球健康治理,取得一系列重要进展,全面展示了我国国际人道主义和负责任大国形象,国际社会也给予广泛好评。

我国将以双边合作机制为基础,促进和"一带一路"沿线国家的卫生健康合作,如推广卫生事业发展经验,推进卫生应急和重点传染病防控合作,开展公共卫生人才培养等。《纲要》指出,我国将继续加强南南合作,落实中非公共卫生合作计划,继续向发展中国家派遣医疗队员,重点加强包括妇幼保健在内的医疗援助,重点支持疾病预防控制体系建设。我国还将充分利用国家高层战略对话机制,将卫生纳入大国外交议程。积极参与全球卫生治理,在相关国际标准、规范、指南等的研究、谈判与制定中发挥影响,提升健康领域国际影响力和制度

性话语权。

"雄关漫道真如铁，而今迈步从头越。"保障人民健康是一项系统工程，也是一个不间断自我突破的艰辛进程，走好中国公共卫生的"长征路"任重而道远。但是无论有多少挑战，中国公共卫生事业的发展如同一幅波澜壮阔的画卷，正在时代的阳光下徐徐展开。

主要参考文献

1. 李立明，姜庆五.中国公共卫生理论与实践.北京：人民卫生出版社，2015.

2. 中华预防医学会.公共卫生与预防医学学科发展报告（2014-2015）.北京：中国科学技术出版社，2016.

3. 李立明.新中国公共卫生六十年的成就与展望.中国公共卫生管理，2014，（1）：3-4.

4. 李立明.21世纪我国公共卫生面临的挑战及对策.中国健康教育，2003，19（1）：5-7.

5. 戴志澄.中国卫生防疫体系五十年回顾——纪念卫生防疫体系建立50周年.中国公共卫生管理，2003，19（5）：377-380.

6. 李立明，曹务春.流行病学（第二卷）.第3版.北京：人民卫生出版社，2015.

7. 李立明，王建华.流行病学（第三卷）.第3版.北京：人民卫生出版社，2015.

08